G. Mauricio Bulman

Evolución de la Parasitología Veterinaria en Argentina

G. Mauricio Bulman

Evolución de la Parasitología Veterinaria en Argentina

Reminiscencias, reflexiones y comentarios desde los orígenes de la ganadería en el Río de la Plata hasta el presente

Editorial Académica Española

Con el sincero reconocimiento y sentido agradecimiento a todos los veterinarios que amaron y disfrutaron la profesión, y con sus aportes contribuyeron al progreso y mayor conocimiento de la parasitología veterinaria en especial y a la medicina veterinaria rioplatense en general. Esta monografía se dedica modestamente a cada uno de ellos...

EVOLUCION DE LA PARASITOLOGIA VETERINARIA EN ARGENTINA

REMINISCENCIAS, REFLEXIONES Y COMENTARIOS DESDE LOS ORIGENES DE LA GANADERÍA EN EL RIO DE LA PLATA HASTA EL PRESENTE

UNA HISTORIA DE 481 AÑOS

(1536 – 2017)

G. Mauricio Bulman

Resumen

En Argentina, la evolución de la Medicina Veterinaria en general y la Parasitología Veterinaria en especial, está *íntimamente ligada con la ganadería y su rica historia.* De ahí que esta monografía, cuya primera versión fue escrita a pedido de los editores de la Revista de la Sociedad de Medicina Veterinaria, para conmemorar los 100 años de publicación ininterrumpida, debe comenzar *allá lejos y hace tiempo* - 481 años para ser exacto - con el desembarco en 1536 del Adelantado Pedro de Mendoza (1487-1537) en las playas poco empinadas y barrosas del Rio de la Plata, para la *Primera Fundación de Buenos Aires,* transportando en 11 a 14 naves los *primeros 72 equinos y un número no definido de vacunos,* para iniciar la ganadería en Argentina. En 1580, apenas transcurrido 44 años, Juan de Garay realizó la *Segunda Fundación,* y en una etapa casi inmediata hizo traer por arreo otros 1.600 cabezas de *ganado* desde *Asunción y el norte* - siendo ganado con otros orígenes e ingreso al continente sudamericano no ríoplatense - pero curiosamente sin definir cuántos eran bovinos y cuántos equinos.

Posteriormente, la población rioplatense de ambas especies se ve nuevamente incrementada con la introducción, también por en arreos *desde el norte,* de varias tropas de bovinos y equinos, en los reiterados esfuerzos de aquellas legiones colonizadoras españolas para ocupar *nuevas tierras,* reiterando su presencia en ellas y así anular la amenazante expansión lusitana. De hecho, desde el año 1500, expedicionarios portugueses ya estuvieron *colonizando* lo que hoy es Brasil, al principio con algunas ocupaciones por contingentes franceses y holandeses, que cesaron al ser expulsados en 1530.

Ante la destrucción de estos dos primeros y muy precarios *asentamientos* ibéricos en el Río de la Plata, el autor se permite recurrir a los pocos datos existentes y a la imaginación, y ubicándose en el tiempo y lugar, *acompañar* en primer lugar a los animales abandonados por Mendoza, luego las 1.600 cabezas de *ganado* que trajo Juan de Garay en la *Segunda Fundación* y seguidamente las nuevas remesas que fueron llegando por arreo desde el norte - juntos a las sucesivas nuevas generaciones nacidas localmente - a través de casi tres siglos repletos de vicisitudes.

Haciendo luego un salto de casi 300 años se llega, en 1826, a la importación por el hacendado escocés John Miller para su estancia "La Candelaria" en Cañuelas, del toro Shorthorn "Tarquino". Era el primer reproductor de pedigrí que engrosara la ganadería nacional, dando así al *comienzo de una nueva era,* que se fortalece a los pocos años con la importación de reproductores de las razas Hereford, Aberdeen Angus y Polled Hereford. Resalta en esta etapa de modernización, el hito que significó la construcción en 1844 del primer alambrado perimetral del establecimiento rural propiedad de Ricardo Newton.

Destaca luego la creación de la raza equina Criollo Argentino en 1918 por el Médico Veterinario Emilio Solanet, en su estancia "El Cardal" en Ayacucho, mediante el *rescate* de un notable lote de padrillos y yeguas "indias" – porque así se conocían - seleccionadas de las manadas criollas *marca del Corazón,* propia de la etnia *tehuelche.* Estos equinos eran descendientes directos de los originales yeguarizos traídos por las sucesivas expediciones desde España por vía marítima y luego en sucesivas arreos desde el norte, tras no menos de 375 años de selección natural y sin cruzamientos, hallados literalmente aislados al celoso cuidado de familiares del Cacique Liempichún, de la comunidad tehuelche acampada a orillas del río Senguer, en el sudeste del Chubut, en plena Patagonia Argentina.

Por su íntima vinculación con la ganadería, describe a continuación la evolución de la agricultura desde las *pequeñas chacras originales* y luego con la creación de las *primeras colonias agrícolas*, emprendimientos grandes muchas veces en tierras fiscales donde hubo intervención estatal e inmigraciones diversas. Entre éstas, señala algunas de las múltiples razones que llevaron al fracaso de las corrientes inmigratorias judías de la colonia agrícola en el sudeste de La Pampa, fundada a partir de 1891, y unos 80 años después, ante la creciente necesidad mundial de granos, el arrollador avance de la agricultura, en especial del cultivo de la soja, para ocupar, ya no *colonias estatales,* sino *las mejores tierras de las estancias ganaderas*. El cambio obligó a la reducción del *stock nacional* - el número total de vacunos - con el desplazamiento de gran parte del sistema tradicional netamente pastoril a los actuales corrales de engorde, conocidos como *feed-lot,* que con variada tecnología, instalaciones, capacidad e infraestructura sanitaria irrumpieron en el panorama rural con creciente fuerza desde fines de 1970, a lo largo y ancho del país. Un largo camino con aciertos pero no carente de diferentes vaivenes, donde surgieron dificultades que originaron cambios fundamentales en la metodología y sistemas de cría, desarrollo y engorde de vacunos, inserto en un novedoso panorama sanitario creando nuevos requerimientos de la parasitología veterinaria.

Recuerda y reflexiona sobre hechos y momentos importantes, como las *franquicias* para la extracción de ganado de la *zona sucia* en la lucha casi centenaria - comenzó en 1930 - contra la garrapata *Rhipicephalus* (Boophilus*) microplus* y la creciente resistencia del ácaro a los sucesivos principios activos; la introducción del ganado índico en la Mesopotamia; las prolongadas luchas para el control de la hidatidosis/echinococcosis y de la sarna ovina en la Patagonia, y el diagnóstico en 1987/88 de *Dirofilaria immitis,* el gusano del corazón o *heartworm* de los animales de compañía, desde Formosa en el norte hasta el gran Buenos Aires y la Ciudad Autónoma en el sur. Destaca la importancia del conocimiento de la *hipobiosis* del nematodo estomacal *Ostertagia ostertagi* y los momentos críticos de su control en el año calendario sanitario en Argentina; el avance de la Mosca de los Cuernos o *Haematobia irritans irritans* a partir de su ingreso en 1992, desde Paraguay y Brasil, siendo detectado por primera vez y diagnosticado en el sur de Misiones en el límite con Corrientes, y en menos de 10 años alcanzando a cubrir prácticamente todo el país, y finalmente la reciente introducción en abril 2006 de *Leishmania (L.) chagasi* en caninos del nordeste del país, con fuerte tendencia a seguir propagándose la *Leishmaniasis* hacia el sur, adquiriendo importancia al constituir una grave zoonosis.

Describe la historia del ejercicio de la *medicina y parasitología veterinaria* en Argentina desde sus mismos comienzos, refiriéndose así al crecimiento de la profesión desde antaño; la enseñanza universitaria con la creación de las Facultades de Medicina Veterinaria y luego la inclusión de las respectivas Cátedras de Parasitología y Enfermedades Parasitarias; rememora los comienzos con los primeros profesores extranjeros, contratados en centros universitarios europeos y exalta a recordados *maestros* parasitólogos argentinos; comenta sobre los conocimientos iniciales, sus avances y evolución, y el nuevo enfoque de la enseñanza hacia el empleo criterioso de la parasitología veterinaria en la *producción animal*; enumera los laboratorios pioneros y algunos de los productos antiparasitarios disponibles a través de los años; aporta datos sobre los principales parásitos y enfermedades parasitarias; remarca la creación en 1897 de la Sociedad de Medicina Veterinaria, y del INTA, SELSA y SENASA, AAPAVET, el CONICET, AVEPA, AVEACA, los Grupos CREA, el ERVE y otras organizaciones vinculadas a la medicina veterinaria, y se detiene para reflexionar sobre diversos hechos vinculados mientras relata un sinnúmero de eventos y episodios, como el distanciamiento y eventual cierre del CEPANZO, destacando los cambios importantes con su impacto mediato e inmediato en la especialidad a través de los años, hasta la actualidad.

Proemio

Compilar en una corta monografía la *evolución de la parasitología veterinaria* en Argentina, hubiese sido sin dudas un complejo *puzzle* difícil de armar e inevitablemente, quedarían varios temas en el tintero. De allí esta opción, más extendida, que evitando caer en el simple relato cronológico de hechos, lleva al lector en un amplio recorrido abarcando desde el mismo comienzo de la ganadería en Argentina, con una detallada descripción y un profundo análisis de los años señalados hasta el presente. Aporta datos relacionados con la historia y su interpretación, con información y comentarios vinculados a la medicina veterinaria y a la parasitología, abarca temas afines e incorpora apostillas varias que acercan al veterinario en general y al parasitólogo en especial una monografía amplia pero siempre amena e interesante. Intercala una selección de reminiscencias y remembranzas con medidas pausas para reflexiones, en el sano intento de encontrar, recordar, analizar y describir los sucesos con sus grandes y pequeños cambios e impacto en el medio. Finalmente se extiende para cubrir recientes novedades del 2015 y cierra señalando los aciertos sin olvidar algunos errores, que a su paso, solos o en conjunto, imprimieron su indeleble estampa en la *parasitología veterinaria nacional.*

Los Orígenes de la Ganadería y de la Parasitología Veterinaria, a vuelo de pájaro…

En un país eminentemente ganadero, los primeros estudios y comunicaciones de *parasitología veterinaria, parásitos y enfermedades parasitarias* de sus rodeos, animales domésticos y de compañía o mascotas *podrían quizás* estirarse en el tiempo, hasta los mismos albores de este período. Repasando la historia de los orígenes de la ganadería en Argentina, surgen datos interesantes y dignos de ser remarcados. Dando comienzo al mejoramiento genético, recién en 1826 en "La Candelaria" - algunas versiones cambian el nombre del establecimiento ganadero por "La Caledonia" - ubicada en Cañuelas (Buenos Aires), propiedad del hacendado escocés John Miller, ya pastoreaba "Tarquino", el primero toro Shorthorn astado (o Durham, de tipo lechero) importado desde Gran Bretaña (las hijas del toro se conocíeron como "Tarquinas"). Fue seguido en 1860 por "Niágara" de la raza Hereford astado, importado por Leonardo Pereyra, y en 1879, Carlos Guerrero adquirió "Virtuoso", un imponente toro Aberdeen Angus, junto con dos vaquillonas de la misma raza oriunda de la campiña escocesa. En 1917 Rafael Herrera Vegas hizo importar el primer toro Polled Hereford, con el pomposo nombre de "King Rayburn", iniciando así el creciente interés en los *mochos,* o ganado carente de cuernos. *La ganadería moderna estaba en marcha.*

{*Una anécdota: la etiqueta de la botella del conocido whisky "Los Criadores" - en inglés "The Breeders Choice" - lleva impresa las cabezas de los toros "Virtuoso", "Niágara" y "Tarquino"*}

Permitiéndose la licencia de dar rienda suelta a la imaginación, estos reproductores y muchos otros mejoradores de raza que les siguieron, fueron cruzados ordenadamente bajo el cuidado del hombre, con los vacunos descendientes de aquellos *cimarrones* de cuernos largos, el denominado *ganado criollo,* seleccionado durante muchísimas generaciones en forma natural -

donde primó la implacable ley del más fuerte - descendientes del ganado español traído desde España en 1536 por el Adelantado Pedro de Mendoza, en la *Primera Fundación* de Buenos Aires, que pomposamente nombró e hizo registrar en las crónicas como *Puerto de Nuestra Señora Santa María del Buen Ayre*. Apenas 44 años después se sumaron las cabezas que aportó Juan de Garay proveniente desde Asunción posterior a la *Segunda Fundación*, seguido luego con varias nuevas y sucesivas remesas que llegaron desde el norte, en largos y penosos arreos por tierra.

El primer asentamiento español en el Río de la Plata y la introducción de ganado bovino y equino

El primer asentamiento en el estuario del Río de la Plata era cuanto mucho, una construcción precaria con un muro externo de adobe "de 150 varas de lado y casi 2 metros de alto, rodeado de una fosa con empalizada", que serviría de Fuerte, aunque muy endeble. En el interior del muro se construyeron "ranchos con adobe y paja para viviendas y 5 iglesias". Los techos eran de manojos apelmazados y atados de paja – seguramente la conocida *paja brava* de las pampas argentinas - que favorecería su incendiado por los aborígenes platenses. Cuenta el historiador alemán Schmidl, que los artesanos y soldados no eran hábiles en preparar ni construir con adobe y eran frecuentes los derrumbes de muros.

Los españoles llegaron en una armada de 11 naves - habiendo perdido varios de los originales 14 o 16 que zarparon del puerto de Sanlúcar de Barrameda (España) - por una *espantosa tormenta* en altamar llegando a la costa brasileña, que hizo que recalaran primero en la costa de aquel país. Allí la flota permaneció un tiempo para reponer energías, abastecerse de agua y víveres y reparar las embarcaciones averiadas - las historias varían, son ambiguas y con frecuentes contraindicaciones - para luego proseguir con el viaje y finalmente echar anclas cerca de la desembocadura del Riachuelo de los Navíos - el actual apestoso y contaminado río Riachuelo de la Boca, nombre correspondiente a los últimos kilómetros recorridos del río Matanza, en su desembocadura en el Río de la Plata - un total de *72 caballos y yeguas de los originales 100 embarcados en España, con una cantidad no especificada de vacunos.*

{*Las crónicas de los hechos de aquellos tiempos se rodean de un halo de misterio, falsedades, inventos y diferencias de información, según el historiador, su memoria y apuntes, sumándose así interpretaciones, imprecisiones, agregados diversos y seguramente omisiones, siendo muchas versiones simplemente repetidas o copiadas a través de los años carentes de verificación, o impregnadas de una cuota de "creatividad" personal, posiblemente fruto de cierto "histrionismo literario", que al menos dificulta, después de tantos años, arribar a la verdad*}.

Cuando los *querandíes*, que luego fueron conocidos como *pampas,* representantes de razas indígenas que hoy denominamos *pueblos originarios,* seguramente hastiados de las exigencias, mal trato y desprecio de los conquistadores - en general los *expedicionarios* o *conquistadores,* según la interpretación del historiador - un *rejuntado* de soldados mercenarios y aventureros de fortuna en su gran mayoría con escasa educación y bajo nivel de cultura - a los pueblos *indios* les negaban poseer alma y quisieron tratar como propiedad - literalmente *arrasaron* con aquel primer asentamiento, los animales sobrevivientes, ya sin quien velara por ellos y que en verdad *nunca* estuvieron encerrados, quedaron libres para reproducirse *campo afuera*.

{A los nativos habitantes de las tierras del Nuevo Mundo se les llamó genéricamente como "indios", en virtud de una confusión ya que en 1492, Cristóbal Colón y sus capitanes creyeron haber alcanzado la ruta marítima hacia Asia, confiando que La Hispañola, en el Mar Caribe donde primero desembarcaron, era parte de las Indias Occidentales}.

Esta historia como muchas que nos fueron legados de aquella época, varía según el autor, a tal punto que algunas versiones relatan la *destrucción total* del primer asentamiento de Mendoza a solo 10 meses de ser construido, para luego navegar los sobrevivientes *río arriba* por el Río Paraná, con sus escasos pertrechos salvados del hecatombe. En cambio otras fuentes relatan que los sobrevivientes se mantuvieron en el lugar sufriendo grandes bajas y penurias, entre ellas el hambre, las fiebres y el constante asedio de los *pueblos originarios* para recién abandonar el asentamiento en 1541 y viajar a Asunción, cumpliendo órdenes superiores. *{Personalmente, hurgando en los archivos y analizando el material escrito de la época, es más creíble la primera opción}.* El número original de hombres y mujeres que llegaron con Mendoza también varía, encontrándose datos de entre 1300, 1500, 2500 y hasta 3000. *{Estas dos últimas cifras parecen una exageración, simplemente porque no cabrían en las naves de la flota, pero ninguna de las opciones puede descartarse}.* Varios relatos citan la presencia de un contingente de mujeres, pero sobre ellas no hay datos certeros. ¡De cualquier manera, y fuese correcta una u otra cifra, cabe reflexionar que *todos y todas* habrían estado muy apretujados durante el largo cruce del Océano Atlántico en las naves de la época - no todas habrían sido grandes carabelas, máxime que para remontar los ríos muy probablemente incluían algunas naves menores de escaso calado - y una vez en tierra, gran parte fueron los primeros *sin techo* de la historia nacional!

Semejante número sin duda alguna originó una enorme exigencia logística para encontrar alimentos para sustentarse - siempre hostigados por los *pampas* - que contaban con *boleadoras* y largas tacuaras con punta de lanza de piedra tallada, a falta de armas de fuego, siendo también muy duchos con el arco y flecha. El hambre era atroz, los guanacos (*Lama guanicoe*, camélido sudamericano autóctono) y los ñandúes (*Rhea americana*) que en un comienzo les cazaban y traían los *indios,* no alcanzaban y los soldados mascaban objetos de cuero como las suelas del calzado y cinturones, y hasta practicaron la antropofagia, alimentándose de compañeros muertos en las frecuentes escaramuzas o que fueron ajusticiados por robar, siendo ahorcados y colgados fuera de la empalizada que rodeaba el fuerte.

{El ñandú (Rhea americana, L.1758), ave no voladora de las planicies pampeanas, mide hasta 2 m de altura, siendo el ave más pesado de América del Sur, alcanzando los adultos entre 25 y 30 k. Es un veloz corredor, alcanzando 60 kms, y extendiendo sus alas para equilibrio, puede cambiar de dirección fácilmente en forma abrupta, descolocando al cazador. Se diferencia del avestruz africano por poseer 3 dedos; se conoce también como suri (voz aymara ó quechua) y choique (voz araucana). El macho es polígamo, se aparea con varias hembras – entre 2 y hasta 10 - pero las uniones no son estables. Colocan sus huevos grandes de aproximadamente

600/700 g y de color ligeramente amarillenta, en un nido común de pastos y hojas en una depresión poca profunda en la planicie, que según el número de hembras, puede contener hasta 60 huevos. Las incuba únicamente el macho, cubriéndolos con sus alas de las inclemencias del clima, naciendo los "charitos" en un período de aproximadamente 37 días, que desde un principio ya caminan y se alimentan por sí. De costumbres gregarias, se mantienen en grupos unidos denominados "tropillas", hasta por 2 años, cuando las crías ya grandes alcanzan madurez sexual. Cazados por los pueblos originarios, se alimentaban con la carne y huevos y aprovechaban las plumas y el cuero y de los largos tarsos fabricaban lanzas. En la actualidad, el ñandú se ha semi-domesticado, en una cría no tradicional en pequeñas reservas, siendo envasada la carne para un mercado consumidor amante de platos de origen silvestre, el cuero posee demanda en marroquinería artesanal, las plumas para disfraces en carnaval y la tradicional fabricación de plumeros, mientras el aceite y grasa es empleada en cosmetología}.

Para paliar la *hambruna* las crónicas de la época en ningún momento relataron la faena y consumo de los *bovinos* que trajo Mendoza al Río de la Plata y sólo cabe pensar que tanto él como sus capitanes e hidalgos que los adquirieron para el viaje, los consideraban de su propiedad, quizás con ínfulas de algún día transformarse en hacendados adinerados. De allí que osar alimentarse con éstos habría sido considerado un grave delito.

Sanitariamente la ubicación del primer asentamiento fue también un *desacierto*, ya que al haber elegido construirlo en terrenos bajos y anegadizos, seguramente las fiebres transmitidas por mosquitos, desconocidas en gran parte por los europeos y con serias limitaciones de tratamiento médico, habrían cobrado su cuota de bajas. Analizando la elección de lugar, seguramente se debía a la necesidad de mantenerse cerca de las naves ancladas en el río, pero siempre a una distancia que los ubicaba fuera del alcance de las flechas encendidas de los nativos, custodiándolas de cerca por ser el eventual medio de escape y el único vínculo con la madre patria. Aparentemente los *pampas* no eran pescadores y no estaban habituados a construir y trasladarse en piraguas o embarcaciones similares. {*La excepción eran los timbúes, pueblo indígena habitante de lo que es hoy la provincia de Entre Ríos, que eran canoeros y pescadores*}. Una suposición: posiblemente parte del primer contingente de Mendoza pernoctaba a bordo, quizás turnándose, dada la escasez de viviendas según nos relatan las crónicas, o se deduce del escaso número dibujadas torpemente en los gráficos de la época.

El alemán Ulrich Schmidl (1510-1579), soldado mercenario, conquistador, explorador, aventurero e historiador, quien acompañó a Pedro de Mendoza con otros 100 germanos - en la *Primera Fundación de Buenos* Aires el contingente del Adelantado incluyó 8 sacerdotes, 1 médico y 1 cirujano, pero ningún abogado, y un escaso número de soldados mercenarios de otras nacionalidades, entre ellos portugueses, flamencos, holandeses, ingleses e italianos - y luego acompañando a Juan de Ayolas en su retirada hacia Paraguay, *relata los sucesos de otra manera*. Según este historiador improvisado, nacido en Baviera de una familia de comerciantes adinerados, el Fuerte que levantó el Adelantado para defensa y los escasos ranchos y *dos* iglesias del primer asentamiento en el estuario del Plata, fueron destruidos totalmente por el fuego en 1536, *a escasos meses de la Primera Fundación. {El número de iglesias sufre cambios según el historiador, quizás porque siempre era "buena política" quedar bien con la Iglesia. Algunas versiones hablan de dos, otras de cinco. ¡Seguramente cada uno de los 8 sacerdotes quiso oficiar en su propia parroquia!}.* El asalto final – habrá sido algo realmente imponente - incluyó 23.000 nativos, entre querandíes, guaraníes, charrúas y timbúes. Mendoza, gravemente enfermo de sífilis (*Treponema pallidum*, una bacteria espiroqueta), embarcó de regreso para España, fracasado y sin fortuna, pero murió en la travesía del Atlántico poco antes de llegar a las Islas Canarias. En realidad ya padecía la enfermedad cuando emprendió el viaje desde España, y en el primer asentamiento, en tierra, habría permanecido casi siempre acostado en su camastro.

{La sífilis fue un grave problema, tanto para los oficiales como la tropa de los ejércitos de antaño que pasaban largos períodos de ocio en los sitios y campamentos, donde un enjambre de mujeres seguidoras, muchas enfermas, convivían con ellos y atendían sus necesidades. Intentar endilgar a los amerindios como responsables de esta enfermedad carece de todo raciocinio. Pedro de Mendoza ya embarcó enfermo, habiendo contraído la enfermedad en Italia. Según los compendios de medicina, la enfermedad sexual transmitida durante el coito, era conocida en Europa desde el Siglo XVI}.

Previamente dejó al mando a su alguacil mayor Juan de Ayolas (1493-1538) pero por propia decisión o una orden superior, decidió abandonar el asentamiento y reuniendo los pertrechos y apenas 560 hombres que le quedaban, partió en una expedición hacia el norte y fundó Corpus Christi a orillas del río Paraná, en su confluencia con el río Carcarañá, a unos 50 km de la actual ciudad de Rosario. Luego siguió remontando el Paraná, navegó por los ríos Paraguay y Pilcomayo, e inclusive exploró territorio de lo que es hoy el vecino Paraguay - fundando el fuerte de Nuestra Señora de Candelaria a orillas del rio homónimo - y para algunos fue el primero en internarse en el Chaco Paraguayo y llegar a Bolivia. Murió en Candelaria durante un ataque de los indígenas *guaraníes*. Las crónicas de Schmidl que abarcan 20 años (1536-1556), escritas en alemán antiguo en gran parte de difícil lectura y comprensión, entremezclado con palabras españolas e indígenas con abundancia de faltas de ortografía, curiosamente difieren mucho con los relatos del hidalgo Álvar Núñez Cabeza de Vaca (1488-1558), quien entre sus múltiples cargos ostentaba haber sido designado Segundo Adelantado y Gobernador del Río de la Plata. En un viaje anterior había llegado al sur de los EE.UU. y el Golfo de California, sufriendo grandes penurias en sus exploraciones y haber vivido años como prisionero de indígenas de aquellos lugares. Se le atribuye a este viajero incansable, entre otras hazañas, haber cruzado Brasil hasta Asunción a pie, atravesando la selva paranaense y luego navegando por el Río Paraná, siendo el primer español en describir las majestuosas Cataratas del Iguazú en el extremo norte de Misiones. *{En 1991, se filmó en España una película basado en la variopinta vida de este personaje}.*

Cuando arribó Juan de Garay al Río de la Plata en 1580, tras haber fundado en 1573 el primer asentamiento de Santa Fe, hoy conocido como Santa Fe La Vieja, habiendo entregado el mando a Juan Ortiz de Zárate, le cupo realizar la *Segunda Fundación de Buenos Aires,* en esta oportunidad con 1.600 cabezas de ganado que llegaron al poco tiempo por arreo. Garay emprendió el viaje a Buenos Aires con *gente* de Asunción, reuniendo 200 familias guaraníes, 76 colonos, una sola mujer y 39 soldados, navegando río abajo por el Paraguay y Paraná en la carabela *Cristóbal Colón,* 2 bergantines y varias naves menores, mientras otra parte de la expedición, que partió antes, caminó por las orillas de los citados ríos arreando el ganado hasta arribar a su destino y reunirse con Garay. Denominó el nuevo asentamiento, ubicado en donde hoy se encuentra la Plaza de Mayo, como *Ciudad de la Trinidad,* mientras el puerto recibió el nombre de *Puerto de Santa María de los Buenos Ayres.* Siempre ateniéndonos a los relatos escritos, al llegar Garay y sus hombres, con enorme sorpresa se encontraron con *miles de vacunos en muy buen estado* pastando en las cercanías del sitio del primer asentamiento de Pedro de Mendoza. Lo de *miles de vacunos* habría que aceptarlo con cierto recelo, descreyendo que algún conquistador se tomó el tiempo para contarlos, y seguramente no faltó cierta exageración de los historiadores. Nuevamente los relatos son incompletos, no mencionan la presencia ni el número de equinos.

Habían transcurrido solamente 44 años entre ambas fundaciones relevantes de la historia nacional. En los orígenes de los primeros rodeos en el estuario del Río de la Plata, en su confluencia con el Riachuelo, y años después en las inmediaciones de Cayastá en Santa Fe, se sumarían nuevas remesas de animales traídos en arreos desde el Alto Perú, Asunción, Tucumán, Córdoba y del mismo Santa Fe e incluso en expediciones desde los límites con Brasil, en los múltiples y esforzados intentos de los españoles de anteponerse a la amenazante expansión lusitana en el continente, agregando nuevas tierras conquistadas a la insaciable corona española.

Hallar definiciones con respecto al número de equinos y vacunos que dejó Juan de Ayolas al abandonar el asentamiento original de Mendoza en el estuario del Río de la Plata, no ha sido factible. Es muy posible que llevó *algunos* equinos al navegar hacia el norte por el Río Paraná, para fundar Corpus Christi y el Fuerte de Candelaria, pero no hay datos precisos, y es posible que ocuparon naves más pequeñas y de escaso calado, con poca capacidad para transportar sus equinos. También es dable pensar que de los 72 equinos originales que desembarcó Mendoza, muchos habrán sido heridos y otros muertos por los *pampas*, de allí que los animales todavía sanos pero abandonados a su suerte en aquella ocasión, no serían muchos. Los vacunos originales, en cambio, entre los cuales los terneros machos no se castraban y se transformarían al crecer en toros, sí habrían sido desamparados y dejados libres para poblar su nuevo hábitat. De éstos, las crónicas de la época no nos dejaron especificaciones ni dato alguno, permaneciendo ignotos. Para terminar el concepto, este autor concluye que los equinos y bovinos que poblaron finalmente la Argentina desde aquellas épocas, provenían mayormente de un escaso *remanente* de los que trajo Pedro de Mendoza, y en los años siguientes a 1536, con el ganado que trajo Juan de Garay y en las numerosas expediciones que llegaron en arreos en sucesivos viajes hasta el Río de la Plata, desde el Alto Perú, Asunción, Tucumán, Santa Fe e inclusive desde territorio de Brasil.

El ganado bovino Criollo

La larga selección natural de estos vacunos formaría la denominada raza bovina "Criolla", de variados pelajes y en buena partte con largas y puntiagudas astas curvas, que por muchos años se siguieron criando en EEAA´s del INTA en provincias del noroeste argentino (Abra Pampa, en Jujuy; Leales, en Tucumán), aún en nuestros tiempos, con la idea de conservar condiciones innatas de vigor híbrido fertilidad con los cruzamientos y resistencia a las enfermedades, buscando transmitir estas características a las cruzas con ganado europeo.).

El ganado bovino Criollo fue el resultado de siglos de vivir en libertad, adaptándose a las duras condiciones de las pampas argentinas. Durante siglos este ganado, libre y sin contención por el hombre, era conocido como ganado *cimarrón*. José Carrazzoni, médico veterinario Académico de Número de la Academia Nacional de Agronomía y Veterinaria, expuso en una Sesión Ordinaria de la ANAV en julio 1998 que el ganado Criollo de América del Sur descendía de las razas españolas Andaluza negra y la Retinta (pelo colorado oscuro), las overas Berrendas y la Cacereña, de pelaje blanco. Tanto los animales que ingresaron a la Argentina desde el norte en arreos principalmente partiendo desde Asunción y el Alto Perú (caso Garay, en 1580 y sucesivas) como por mar ingresando por el Río de la Plata (1536, caso Mendoza), tenían orígenes comunes, y mayormente las razas predominantes fueron la Andaluza y las denominadas "portuguesas", que eran principalmente las Berrendas.

La evolución del bovino Criollo en la Argentina se divide en tres etapas. La primera abarca desde 1536 a 1850 -aproximadamente 300 años - y se caracterizó por la expansión tanto en el número de cabezas, como por las regiones a las cuales llegaron.

En la segunda etapa de 120 años (1850 – 1970), se produjo una gran reducción del número de ganado Criollo por los cruzamientos absorbentes con razas británicas y luego índicas – las razas cebuinas Brahman y Nelore – que culminaron con la casi extinción del Criollo pampeano y el desplazamiento de la raza a zonas marginales y muy marginales. Quedaron así reducidos grupos en el oeste de La Pampa, en la zona al sur de Mendoza denominada Las Bardas; Río Negro, en el margen sur del Río Colorado, como también en el margen norte en los departamentos como Lihuel Calel, Limay Mahuida y Puelén; en el oeste de Formosa y noroeste del Chaco, y varias provincias del noroeste argentino.

La tercera etapa lleva aproximadamente 50 años (1970 hasta la fecha), es el período de revalorización, caracterizándose por el estudio de la raza, sus posibles beneficios, el intento de retorno a la Pampa Húmeda y reinserción en el esquema productivo nacional. El destino del ganado Criollo en la Argentina se diferencia con la conservación y mantenimiento de esta raza en prácticamente todos los países del continente sur (Paraguay, Bolivia, Perú, Colombia, Ecuador, países de América Central y Méjico), donde se han conseguido importantes avances y logrado ejemplares sumamente productivos. En cambio, en la Argentina, primó en su detrimento el cruzamiento absorbente con razas británicas é índicas, sumándose luego razas francesas e italianas y hasta sudafricanas y australianas, y en el ganado lechero las razas Holando de origen holandés y canadiense.

Otra razón de la disminución del ganado Criollo en las pampas argentinas fueron los "saladeros" en las cercanías del puerto de Buenos Aires. En la 2ª mitad del Siglo XVII se exportaron 20.000 cueros bovinos, que se elevó a 70.000 cueros anuales entre 1700 y 1728. Entre 1862 y 1866, los registros aduaneros indicaron que los "saladeros" faenaron un total de 8.100.000 vacunos criollos *cimarrones* del tipo pampeano, exportando los cueros y la carne salada en barricas para consumo en los barcos de ultramar y mercados del exterior. Por ser carne magra, era muy apta para el proceso de impregnación con sal que recibía en los "saladeros".

Para resumir, la denominada raza Criolla en Argentina, al menos, producto de diversas razas españolas, portuguesas y algunas versiones mencionan ejemplares provenientes de las Islas Canarias, cuando las naves se abastecían previo al cruce del Océano Atlántico, era un animal de marcado dimorfismo sexual, principalmente en el ancho de la cabeza, circunferencia del tórax, cargado en su mitad anterior y descarnado en los cuartos, anguloso y largo, de alguna manera asemejando el cuerpo de una vaca lechera. Todos los pelajes son posibles, sobre las capas básicas blancas, doradillo y negros, con todas las combinaciones imaginables. La variedad de astas y sus formas pueden llenar un álbum, siendo los "longhorn" de las películas *western* una posibilidad entre muchas, pero que no era la regla. ¡El *Texas longhorn* es un selección e *inbreeding* lograda a partir de ganado originalmente traída por las colonizaciones españolas y casi exclusivamente para producciones de la meca mundial de la cinematografía de Hollywood!

La búsqueda de las minas de oro y plata

Seguramente los adelantados españoles estuvieron alentados en sus viajes por las noticias de las supuestas minas de oro, plata y gemas preciosas que relataron los nativos al navegante Juan Díaz de Solís, quien descubrió el Rio de la Plata en 1516 y en especial a su lugarteniente Alejo García. Formando parte de la expedición de Solís, García remontó el Paraná, siguió por el río Paraguay y llegó a Bolivia (1524), en cuya travesía tomó contacto con los *guaraníes* quienes le habrían entusiasmado con sus relatos de las riquezas que encontrarían *al occidente*. Entre los cuentos, se mencionaba la leyenda de la Sierra de Plata y del Rey Blanco. En busca de las mismas, en 1527 el explorador italiano Sebastián Gaboto descubrió y navegó el río Paraná, fundó el poblado de Sancti Spiritu, cerca del río Coronda, y llegó también al Paraguay, remontando un trecho del río Pilcomayo. Otro navegante fue Fernando de Magallanes, quien después de visitar el Río de la Plata, siguió al extremo sur costeando la costa patagónica, descubriendo el Estrecho de Magallanes. A su deceso, Juan Sebastián Elcano quedó al mando de las pocas naves que quedaban de la flota original, y fueron los primeros exploradores que navegaron por el Océano Pacífico. Luego Elcano adquirió especias en las Islas Moluccas, o Islas de las Especias, en el archipiélago malayo bajo dominio holandés, ubicadas entre Nueva Guinea y las Islas Célebes, con cuya venta financió los gastos al regresar finalmente a España - *siendo el primer navegante en dar la vuelta al mundo.*

La historia nos relata que Vasco Núñez de Balboa, en 1513, habiendo cruzado a pie el norte del continente, fue el primero que *avistó* el ansiado y muy mentado *Mar del Sur* (el Océano Pacífico), dejando constancia de su hallazgo mediante un merecido chapuceo en las aguas cálidas para refrescarse, a la vista de su tropa que obligó permanecer en la playa, como frustrados testigos de la hazaña.

{Para ampliar el conocimiento de las navegaciones de estos intrépidos marinos, el segundo que dio la vuelta al mundo fue el corsario inglés Sir Francis Drake, en 1580, cuando se

convirtió en el terror de los galeones españoles cargados de plata y oro que regresaban a España por el Caribe y el Océano Atlántico desde Méjico y el Alto Perú. Tuvo un rol destacado en la derrota de la Armada Invencible en 1588, denominada la "Grande y Felicísima Armada" por su mentor Felipe II, compuesta originalmente de 127 barcos de bandera española, portuguesa y holandesa, cuando zarparon desde Lisboa rumbo al Canal de la Mancha, con la misión de destronar a Isabel I - quien previamente había rechazado su propuesta de matrimonio - y ocupar la odiada Inglaterra. Una serie de fuertes tormentas hizo encallar varias galeones en las escabrosas costas rocosas escocesas e irlandesas, y el constante asedio de la flota inglesa al mando de Drake y su primo Hawkins - ambos reconocidos piratas o "bucaneros", porque llevaban una cédula de la Reina de Inglaterra para la destrucción y pillaje de barcos y hasta puertos de otras banderas - integrada por naves fuertemente armados pero más pequeñas y maniobrables, se unieron para cambiar la historia}.

En ninguno de estos *viajes de exploración* - de la nada las carabelas y bergantines se multiplicaron como abejas revoleteando una pradera con flores en primavera en busca de polen, todos anteriores a la llegada de Pedro de Mendoza al Río de la Plata - hubo intención alguna de levantar fuertes y fundar asentamientos en tierra, eran marinos *expedicionarios*, y su misión encomendada por la corona española era hallar una *salida navegable* al Océano Pacífico, que denominaban Mar del Sur, ya avistado por Balboa. No obstante, las noticias aunque vagas de las minas de oro y plata que les relataron los *guaraníes* en Paraguay y otros representantes de los pueblos originarios - *¿cómo hicieron para comunicarse?* - las llevaron de regreso a España como un secreto a voces. En la península, fomentó e impulsó la creación de *nuevas* expediciones en la búsqueda de las *riquezas fabulosas*, esperanzados que una vez halladas servirían para llenar las alicaídas arcas reales, como así también sus propios bolsos. Recordemos que la financiación de las expediciones, desde la adquisición de las naves, el pago de los marineros, soldados y otros reclutados, la adquisición del ganado y hasta la compra de las provisiones, salvo contados casos, eran solventados por los mismos encomendados, las arcas de la corona casi siempre carecían de fondos. *{Según los relatos el grumete Francisco del Puerto, sobreviviente de la primera incursión el Río de la Plata de Juan Díaz de Solís - quien fue muerto por los aborígenes al desembarcar en las costas de Uruguay - estuvo muchos años prisionero de los nativos junto a otros marineros que navegaron con Solís, y aprendieron juntos el difícil idioma guaraní y las costumbres indígenas. Fue del Puerto quien relató las oportunidades al veneciano Sebastián Gaboto y luego lo asesoró en sus navegaciones por el "Mar Dulce", como denominaron el Río de la Plata. Este dato quizás ayude a interpretar de qué manera pudieron estos expedicionarios e invasores superar las dificultades a su paso}.*

A esta altura de la monografía, cabe hacer un alto y recordar un poco la historia de la *colonización* de Brasil, iniciada en 1500. La ocupación lusitana del país vecino comenzó motivada por razones económicas y estratégicas. Las económicas a causa de la marcada merma en las ganancias en el comercio con el Oriente - dominado por los holandeses - y las posibilidades mercantiles del denominado *árbol de Brasil*, de cuya corteza se obtenía un tinte rojo usado en el teñido textil. Entre las estratégicas, la principal era *combatir las ambiciones españolas, francesas y hasta holandesas* para esos territorios. De hecho, Francia y Holanda se habían unido para conquistar algunas regiones militarmente estratégicas como la Isla de San Luis y los precarios asentamientos de Río de Janeiro y Recife, con parte de los actuales estados de Pernambuco y Paraíba. Estas ocupaciones eventualmente fracasaron, al ser expulsados los invasores por los portugueses en 1530. Pero la historia siguió por años con los intentos de los lusitanos para ocupar la estratégica Colonia del Sacramento en la hoy República del Uruguay – sobre la desembocadura del Río de la Plata frente a Buenos Aires - de interés para el comercio y el contrabando. Fundada por los portugueses en 1680, la seguidilla de acciones militares, firma de tratados y cambios de posesión llenan varias obras, y posteriormente las pujas entre ingleses, portugueses y españoles por el comercio denigrante de los esclavos africanos, fueron moneda corriente durante décadas.

{Tomando un breve respiro en la narración, apasiona el origen de los nombres de los tres grandes ríos sudamericanos que navegaban los conquistadores españoles. El río Paraná es del idioma tupí-guaraní derivado de "para rehe onáva", significando "pariente del mar" o "agua que se mezcla con el mar". El río de la Plata proviene de su asociación por parte de los españoles y portugueses con la mítica Sierra del Plata (Cerro Potosí). No obstante otra versión es que proviene de una errónea traducción del idioma inglés River Plate - como el club de fútbol - que le dieron piratas británicos que lo habrían navegado antes que los españoles, haciendo referencia a un río de fondo con bancos de arena con forma de "platos". El río Paraguay tiene origen guaraní, posiblemente una mutación de "payaguá", un nombre despectivo que le daban a los integrantes de una etnia indígena menos numerosa del Chaco oriental y actual Paraguay que en el siglo XVI habitaban en la confluencia de los ríos Paraná y Paraguay, y de allí que hace referencia al "río de los paraguá". En los ámbitos escolares en el Paraguay, coinciden con la etimología proveniente del guaraní, pero explican que "para" es río veteado, "guá" es lugar e "y" es agua - para los paraguayos, la escritura del nombre de su país termina en "i" - haciendo referencia entonces a las aguas de ese río que son turbias, amarronadas oscuras y en su correr se muestran con vetas}.

El caballo Criollo y sus orígenes

El *caballo Criollo* de nuestra época, por su parte, fue consecuencia de casi 4 siglos de selección natural de diversas razas antiguas denominadas *berberiscos*, oriundos del norte de África, y la raza Andaluz del Valle de Guadalquivir, cruzados a su vez con caballos de diversas razas españolas de trabajo, a los que llamaban *rocines*. Algunos autores mencionan que entre las razas equinos llegadas a la Pampa Húmeda y que participaron en la formación del Caballo Criollo, hubo participación del árabe y razas portuguesas. Como resultado de los cruzamientos de estas razas llegadas al Río de la Plata con las diversas corrientes colonizadoras españolas - tanto por mar como en los arreos por tierra desde el norte - surgió la formación del *caballo ibérico*.

{Una reflexión: para las expediciones en tierra y la fundación de asentamientos, la experiencia de Pizarro en Perú y otros conquistadores en Méjico y el norte del continente americano, indicaba el valor especial de los caballos de silla con buena alzada e imponente desarrollo, por su ventaja en los enfrentamientos armados con los guerreros de lanza de los

pueblos originarios, los "indios" o "salvajes". Rescatemos que el hidalgo y guerrero español prefería el uso de sementales, cabalgar en una yegua era "mal visto". (Esta preferencia se ve todavía hasta en nuestros tiempos en las estancias argentinas, donde el personal de campo elije para montar cuando les es permitido el animal macho castrado, o sea el caballo - no se emplea el semental o animal entero, reservado para procrear - por sobre la yegua). Los animales de carga, seguramente en gran parte yeguas por su mansedumbre, los empleaban para acarreo de los pertrechos, mientras los vacunos, ignorados en los relatos, serían su fuente de carne, grasa, leche y cuero. Lo increíble en la supervivencia de los vacunos es que siendo el hambre un presente permanente - relatando Ulrico Schmidl que sirvieron de alimento los cuerpos de soldados ahorcados por algún hecho delictivo, denunciando esta antropofagia en sus relatos - pero muy curiosamente, en ningún momento dejó constancia del consumo de vacunos}.

Destruidos los asentamientos y abandonados los animales, los equinos y bovinos sobrevivientes procrearon y se dispersaron libremente en la inmensidad de las pampas. Durante mucho tiempo no hubo quien domesticara a los equinos, los *pampas* tardaron en aprender a usarlos y salvo algún yaguareté hambriento o con cría, un puma que mata para enseñar a su prole, quizás una piara de pecaríes o una yarará venenosa, posiblemente alguna maleza tóxica, carecían de mayores peligros y enemigos naturales. Recordemos que en aquellos tiempos no se acostumbraba realizar la castración para que fuesen dóciles con lo cual, virtualmente al menos, todos los equinos machos habrían sido *sementales* y las yeguas en su mayoría, animales sanos en edad de gestar, mientras los terneros machos crecieron para llegar a toros. ¡Por lo visto no perdieron el tiempo, y el clima favorable y la buena oferta pastoril favorecieron su procreación!

{En cuanto a enemigos naturales, eran pocos y con reducida capacidad de influenciar en los números. El yaguareté (Panthera onca palustris), del guaraní "fiera o perro verdadero", jaguar, tigre o tigre americano, el felino autóctono más grande del continente americano, tercero en el mundo después del tigre (Panthera tigris) y el león (Panthera leo), mide de largo sin la cola entre 1,5 a 1,8 m y pesa entre 70 y 150 kg, tiene un tiempo de vida de aproximadamente 12 años, y posee un hermoso pelaje corto, espeso y de color amarillo rojizo con manchas negras, que varían en cada ejemplar. Debido al melanismo, frecuente en la especie, hay ejemplares casi totalmente negros. Conocido como el "cazador de mordida letal", fue relativamente común en su hábitat de selvas densas y húmedas, pero su área de dispersión cubría todo el continente americano incluyendo terrenos abiertos, siendo un gran nadador. No lo mencionan - ni tampoco el puma - los historiadores de las primeras colonizaciones del Río de la Plata, omisión que no es extraño, ya que tanto ellos como los soldados tendrían su tiempo ocupado cuidándose de los pampas y otras tribus que los acechaban día y noche. Tampoco se animarían a incursionar en áreas ya alejados del asentamiento. Hoy solamente existirían 200 ejemplares, refugiados en los espesos montes de Jujuy, Salta, oeste de Formosa y extremo norte de Misiones en las inmediaciones de las Cataratas del Iguazú. Existe un proyecto de repoblar los Esteros del Iberá en Corrientes, pero el programa tiene sus detractores. El avance de la agricultura y ganadería lo hace una especie amenazada. Supera en agresividad al puma (Puma concolor), otro felino autóctono

pero de menor tamaño y peso, conocido también como león, león de montaña o pantera, aún hoy con un hábitat más extendido, alimentándose de piezas menores desde el Yukón hasta Tierra del Fuego, cazador solitario muy presente en la mitología de los pueblos indígenas y actualmente, perseguido tenazmente por ser depredador de ovejas en las majadas patagónicas y pampeanas. Habría compartido con el yaguareté ser los dos depredadores existentes en las pampas húmedas y como tales enemigos naturales de los terneros y potrillos del ganado original traído por los españoles. A su vez el zorro colorado, o culpeo (Lycalopex culpaeus), un canino autóctono del continente sudamericano, en la actualidad habita salvo escasas excepciones, en terrenos agrestes de la Patagonia sur y los fachinales del oeste de La Pampa, cazado implacablemente y con licencia por ser un gran depredador de ovinos. (Se aclara que no tiene nada que ver con el zorro gris de las pampas, una especie también autóctona pero mucho más pequeña). Es segundo en tamaño al aguará-guazú (Chrysocyon brachyrus), del guaraní "zorro grande", lobo de crin o lobo rojo, hoy muy cerca de la extinción en los esteros del Iberá, habría sido relativamente común pero furtivo y poco agresivo, siendo cazador de piezas más chicas y no posee el tamaño, peso ni agresividad para matar a un vacuno}.

En 1918, el productor rural Dr. Emilio Félix Solanet (1887-1979), Médico Veterinario (graduado en 1908 con medalla de oro en Buenos Aires, en el entonces Instituto Superior de Agronomía y Veterinaria, doctorado en 1910 - siendo su tesis sobre parasitología - académico y profesor universitario, dictando Zootecnia durante 4 décadas), lideró el rescate de ejemplares *puros* de esta selección, mantenidos sin cruzamientos con nuevas razas - ejemplo de una rigurosa selección e *in-breeding* - que halló en manos de una comunidad tehuelche liderada por el cacique Liempichún, sobre las márgenes del río Senguer, en el sudeste de la Provincia del Chubut - algunos autores citan otros caciques, pero siempre tehuelches - creando con esa base la raza que denominó Criollo Argentino. En esa oportunidad Solanet adquirió un total de 84 padrillos y yeguas seleccionados de 1300 de varias manadas, para los cuales abonó $5.- por cabeza, que según relató - *para evitar suspicacias* - fue el precio fijado por la parte vendedora. En 1955, publicó el libro *"Pelajes criollos"*, donde describe y expone pinturas de los pelajes básicos y las variaciones aceptadas en el estándar de la raza de su creación y que en 1922 fue aprobado por la Sociedad Rural Argentina. En la misma época se describieron tropillas de *criollos* en Corrientes, San Luis, Mendoza y Santa Cruz. También y según versiones de esa época - y con seguridad hasta la mitad del siglo pasado por haberlas visto personalmente en 1950 - aún existían reducidas manadas salvajes al cuidado de un semental, hermosos animales con largos crines y pelo tupido invernal, retozando en las Sierras de La Ventana y Tandil, en el sudeste central de Buenos Aires. Los Criollos más famosos de Solanet fueron "Gato", de 16 años, pelaje gateado y "Mancha", de 15 años, pelaje overo, que llevaron al maestro de escuela Aimé Félix Tschiffely (un aventurero y deportista de nacionalidad suiza, educado en Inglaterra; en Argentina ejerció en el "Saint George's College", en Quilmes, donde enseñó educación física), en aquel largo e inolvidable periplo desde Buenos Aires hasta Nueva York, recorriendo 27.500 km en 40 meses (1925-1928). {*Tschiffely completó el viaje solamente con Mancha, porque Gato tuvo que quedar en la Ciudad de Méjico, reponiéndose de una lesión sufrida en un incidente con una mula agresiva. Años después publicó su libro "Tschiffely's ride", en inglés, donde describió detalles del viaje. Ambos animales fueron muy longevos,*

Gato murió en 1944 y Mancha en 1947, estando embalsamados y encontrándose en el Museo "Dr. Emilio Udaondo", en Luján. El suizo falleció en 1954, y yace en "El Cardal"}.

{La raza Appaloosa, criada originalmente por la tribu Nez Perce del nordeste de los EE.UU. y otros pueblos originarios del continente norteamericano, seguramente son descendientes de los equinos originales de los colonizadores de aquel continente, siendo semejante al Criollo Argentino en cuanto a su alzada, peso y conformación. Se distingue por su pelaje leopardo manchado y fondo blanco o claro. Despectivamente, en la Argentina recibiría el mote de "caballo de circo", aunque lejos de serlo. Varios pelajes aceptados en el estándar del Criollo Argentino, se asemejan a los hallados en la raza Appaloosa.

El caballo Pinto *de Perón, llamado Mancha, se hizo famoso en la imagen icónica del presidente escoltado por los Granaderos a Caballo, desfilando al frente de una parada militar en 1950 - Año del Libertador General Don José de San Martin. Los partidarios con bastante generosidad de opinión y algún desconocimiento, quizás queriendo minimizar el pelaje llamativo y para muchos fuera de contexto de un ambiente militar, aunque festivo, del equino elegido por el entonces presidente, llegaron a definirlo como un Appaloosa, pero por su masa muscular, alzada y peso no podía ocultarse que tenía mezcla de sangre aportada por una o más razas pesadas, como el Percherón. {¡De cualquier manera, los artistas tendían a exagerar! Esto es cierto hasta en los monumentos ecuestres de Buenos Aires, siendo un caso ejemplo el del General Urquiza frente al Planetario en Palermo, donde falta proporción entre el vencedor de Caseros y su montado}. Es más factible que en realidad el caballo en cuestión fuese de la raza Pinto, criado por los pueblos nativos originales de América del Norte, cruza de caballos salvajes e ibéricos de los expedicionarios y conquistadores españoles. Reconocida como raza en 1963, de los pelajes varios originales, desde 1930 solamente son aceptados dentro del estándar el tobiano y el overo, mientras la alzada y peso es sumamente variada. No se pudo hallar datos, sin embargo, de donde surgió el "caballo de Perón", si algún patriarca argentino se lo regaló, o apareció como un presente de un mandatario de país vecino. Recuerdo por último, la figura del entonces presidente montado en Mancha, un "clásico" plasmado en calendarios colgados en la pared de cualquier comercio de barrio - en las verdulerías y peluquerías era infaltable, todo un favorito - superando en popularidad a la figura emblemática y señera del Libertador envuelto con la bandera nacional.*

En la Guerra de la Independencia, liderada por el General José de San Martin, quien logró la libertad de medio continente, el Cuerpo de Granaderos montó caballos criollos, descendientes del caballo ibérico. En aquella época aún no se registraba la importación de razas europeas. No se discute la raza de los caballos empleados por el Libertador y sus soldados, pero sí se ha escrito mucho sobre el pelaje del caballo de San Martin. Pintores de la época asesorados por el oficial del cuerpo de Granaderos Álvarez Condarco grabaron al Libertador General   San Martin sobre un tordillo blanco, pero no hay ninguna seguridad en este hecho, siendo hasta factible y mucho más lógico que cruzara la Cordillera de los Andes montado en una mula, por el mejor pie en terrenos escabrosos, y también muy posible que cambiase de montado en varias oportunidades. Habitualmente los artistas pintaban a figuras de relieve histórico montados sobre un animal de buena alzada y masa muscular, en este caso fuera del estándar del caballo criollo, por lo que la raza del equino que realmente montó San Martin permanecerá una incógnita. En el Combate de San Lorenzo, montaba un bayo. {El equino cayó muerto aprisionándolo, pero fue salvado de las bayonetas realistas por el zambo correntino Sargento Juan Bautista Cabral (1789-1813), cuyo padre fue un aborigen guaraní y la madre una esclava nacida en Angola, ambos al servicio de Luis Cabral, un hacendado en la zona de Saladas, en Corrientes}. El pelaje bayo era típico de la herencia del caballo ibérico, pero pudo haber sido un zaino, originando el error de traducción el hecho que los ingleses denominaban a este pelaje como "bay", recordando que corresponsales de los periódicos ingleses destacados en Buenos Aires siguieron de cerca toda la campaña libertadora de nuestro prócer máximo.

El Quarter Horse, en cambio, o Cuarto de Milla por su velocidad en esta distancia – equivalente a 400 m - formada a partir del cruzamiento de razas europeas de la colonización del este de los EE.UU por los ingleses y holandeses, con razas ibéricas de la colonización española en la mitad este, sufrió luego el intento de los criadores de "mejorar" el "mustang" original de las tribus originarias piel roja o "red skins" - con varias similitudes a nuestro Criollo Argentino, pero recibiendo cruzamientos múltiples de Purasangre de carrera y la raza Morgan desarrollada en los EE.UU. y empleada por la caballería en la Guerra Civil, que aportaron mayor alzada y cuerpo a la raza}.

Para comprender mejor la relación de la ganadería con la Medicina Veterinaria, expresemos que la llegada de los primeros animales al Río de la Plata en 1536 y las siguientes remesas de ganado tanto vacuno como equino, *sería de alguna manera comparable con recibir cargamentos de diamantes en bruto, sin tallar,* con sus características genéticas, parásitos y enfermedades parasitarias, combo sobre el cual la selección natural, los parásitos existentes del nuevo mundo, muchos de los cuales se adaptaron a sus nuevos hospedadores, la disponibilidad de pasturas, el clima y el accionar del hombre, constituirían la piedra inicial sobre la cual se fue forjando la ganadería y a la zaga mediata, la Medicina Veterinaria y la Parasitología Animal en Argentina.

Desde 1844 cuando el hacendado inglés Ricardo Newton construyó el primer cerco perimetral con rollos de alambre y postes íntegramente importados desde Gran Bretaña, en su estanzuela "Santa María" en los *pagos* de Chascomús, no pasarían tantos años, para encontrarse el lector en el comienzo de los 120 más recientes, con tantos avances en la parasitología veterinaria, período que se rememora y recorre con particular detalle en esta monografía.

Creación de las Universidades y Facultades de Veterinaria. Los primeros manuales.

Refiriéndonos a la Medicina Veterinaria, en el siglo XIX aparecieron las primeras obras escritas sobre el cuidado del ganado en las grandes estancias: *"Instrucciones para los mayordomos de estancias",* de Juan Manuel de Rosas, escrita en 1825 y editada recién en 1856. ¡En el Capítulo II se refiere a los caballos con "postema u hormiguero", quizás un adelanto en el arte de diagnosticar y curar! No menos famoso es el compendio *"Instrucción del Estanciero"* de José Hernández, en 1881, genial autor de *"El gaucho Martín Fierro"* en 1872 y *"La vuelta de Martín Fierro"* en 1879.

En 1888 egresa la primera camada de Médicos Veterinarios del Instituto Santa Catalina, (en Lomas de Zamora), que luego se transformaría en la Facultad de Ciencias Veterinarias de la Universidad Nacional de La Plata. Por su parte, en la Universidad Nacional de Buenos Aires (UBA) creada en 1821, las actividades y enseñanza de medicina veterinaria recién se iniciaran en 1904, habiendo transcurrido 83 años, con la creación de la Facultad de Agronomía y Veterinaria. Las dos Escuelas se separaron hace relativamente pocos años, con bombos, platillos, petardos, marchas y desfiles de alumnos y animales por la Avda. San Martin frente a la Facultad, pareciéndose a un mitin político entremezclado con un escape del zoológico, pero terminado el pleito, que ganó las tapas de los matutinos porteños, siguieron compartiendo como buenos vecinos el extenso predio en el barrio porteño de Chacarita, pero ya como *pareja divorciada*, cada cual gozando de sus propios edificios y aulas, junto a los enormes parques y jardines en común.

{En 1963 la Facultad de Agronomía y Veterinaria adquirió la Estancia "Los Patricios" de 1054 ha en el partido de San Pedro, situada a 180 km de la Capital Federal y 17 de la Ruta Panamericana, para su uso como campo experimental. Es administrada por comisiones honorarias de docentes que según las fuentes consultadas han incrementado el capital inicial con equipos, instalaciones y hacienda. Con respecto a su pleno provecho para los fines originalmente perseguidos, en cambio, las opiniones son divididas).

En Corrientes, en 1920 se registró la inauguración de la Facultad de Agronomía, Ganadería e Industrias Afines, dependiente de la Universidad Nacional del Litoral (UNL), fundándose la actual UNNE (Universidad Nacional del Nordeste) recién en 1956. En 1974 la entonces denominada Facultad de Agronomía y Veterinaria se separó en dos unidades académicas, creándose así la Facultad de Veterinaria a orillas del río Paraná. La Universidad Nacional del Centro de la Provincia de Buenos Aires (UNICEN) y su Facultad de Veterinaria, ubicado en un hermoso predio en las afueras de la ciudad de Tandil, fue inaugurada en 1974. Por su parte, USAL (Universidad del Salvador), la Universidad privada argentina confesional católica, fue fundada por la Compañía de Jesús en 1944, y su Escuela de Veterinaria tiene sede en Pilar. Las demás Universidades nacionales y facultades fueron muy posteriores, cada uno con su historia, pero en su mayoría no enseñan la especialidad de Veterinaria.

Debemos reconocer que en el inicio de este último período de aproximadamente 120 años, los conocimientos de Medicina Veterinaria eran todavía cuanto más elementales, casi embrionarios, no hallándose grandes referencias al ejercicio de la *parasitología*, de estudios de las *enfermedades parasitarias* o al empleo de *antiparasitarios* en el ganado vacuno, las tropillas equinas, las majadas ovinas ni en las piaras porcinas, como tampoco en los animales de compañía, fuesen éstos de zonas rurales o urbanas. Había además una carencia de medicamentos disponibles, ya que recién en 1914 el laboratorio Bayer en Alemania iniciaba sus actividades, ofreciendo algunos productos en la línea veterinaria, en su mayoría drogas activas, no medicamentos elaborados, varios de los cuales se alcanzaron a importar en el preludio de la conflagración de la 1ª Guerra Mundial. Ante la carencia era frecuente que los veterinarios recetaran productos de uso humano, para adquirirse en farmacias, adaptando las dosis y vía de aplicación.

En 1917, surgió en el seno de la Sociedad Rural Argentina el Instituto Rosenbusch, que en los años 30 se transformó en un laboratorio veterinario privado. Editó en 1951 *"El Manual del Veterinario"* conocido como el Manual Rosenbusch, que sería el primer tratado con algunas especificaciones sobre el tratamiento de las enfermedades. La obra original tenía tapa gruesa de color verde, y recuerdo haber visto en su interior fotos en blanco y negro, muchos dibujos y el texto en letra grande de fácil lectura, hoy una verdadera pieza histórica.

A su vez, fue sumamente importante para el estudiante y Médico Veterinario los sucesivos *"Manual Merck de Veterinaria"*, la 1ª Edición data de 1955, y la 8ª de 1998. El *"Índice Merck"* era anterior, publicándose el primero en 1889, y la edición n° 15 en 2013. Los citados manuales de veterinaria - hubo un edición en español en 1998 - fueron muy consultados y los capítulos con información de parásitos y enfermedades parasitarias sirvieron durante años como obras de referencia, siendo interesante observar la evolución de los conocimientos en las sucesivas ediciones.

En este tema y ya en la segunda mitad del siglo pasado, Pfizer, Novartis, Biogénesis, Bagó, Merck Sharp & Dohme (MSDAgvet), Cyanamid y otros laboratorios publicaron manuales y apartados con buen nivel científico que fueron bienvenidos por veterinarios y productores de avanzada por igual y participaron en la divulgación de conocimientos técnicos, con la importancia de los parásitos y las enfermedades parasitarias.

Los laboratorios pioneros

A partir de 1930 se fundan varios laboratorios en el país, como La Chemotécnica (1934) del ciudadano suizo Dr. Cherniac y su hijo, que elaboró y comercializó los primeros antisárnicos para ovinos - entre ellos el lindane - drogas arsenicales para garrapaticidas y un compuesto de enterosulfas con azul de metileno para aves y conejos. En la década del 40 y siguientes surgieron San Jorge (luego San Jorge Bagó), con su sede industrial en Monte Grande, en las cercanías del aeropuerto internacional Ministro Pistarini, en Ezeiza; Biogénesis (luego Biogénesis Bagó, al unirse ambos laboratorios), con planta principal y oficinas en Garín, sobre la Ruta Panamericana; Lauda (Laboratorios Unidos de América); Fuerte Sancti Spíritu (sobre la Ruta 33, al sur de Venado Tuerto, Santa Fe, conocido por su *Suero y Virus*, para prevenir la Peste Porcina), y el Instituto de Sanidad Ganadera. Llegaron también al país empresas multinacionales como Burroughs Wellcome (Cooper) que se hizo fuerte en las grandes majadas patagónicas; Dow Chemical; Bayer Argentina (filial de la empresa alemana, hoy con un moderno laboratorio sobre la Panamericana en Vicente López); Roussel-Uclaf (de capital belga, con sede en Olivos (Vicente López), hoy un complejo habitacional); Smith Kline & French (de EEUU); Pfizer Argentina, también de origen norteamericano, con oficinas en Virrey Loreto y Avda. Cabildo, en el barrio porteño de Belgrano, mientras Estrella-Merieux (de capital francés) poseía su planta industrial frente a la Parada Arata, del antiguo tranvía o *tramway* que partiendo de la estación cabecera Federico Lacroze, a escasos metros del

Cementerio de la Chacarita, atravesaba luego en su recorrido todo el predio de la Facultad de Agronomía y Veterinaria, donde hacía dos paradas más, una a pocos metros del decanato, oficinas administrativas y biblioteca central. A su vez Cyanamid de Argentina tenía su sede en un antiguo edificio en Palermo, en la calle Charcas casi Avda. Juan B. Justo, para venderse en los estertores del siglo pasado a American Home Products y finalmente quedarse con Fort Dodge, con sede en M. B. Gonnet, en las afueras de La Plata. Merck Sharp & Dohme (MSDAgvet) – hoy Merial - después de una presencia relativamente fugaz e intrascendente, reapareció en el país con el descubrimiento de la Ivermectina, el primer endectocida parenteral a fines de 1970, que prácticamente se desarrolló íntegramente en la Argentina, y en menor grado en Brasil y Colombia. Entre otros laboratorios, estuvo Geigy SA hasta 1970; luego fue conocido como Ciba-Geigy, siguió como Novartis hasta 2014, y en 2015 lo adquirió Elanco. Este último laboratorio, girando como Eli Lilly, estuvo activo en la década del 70, comercializando la *Higromicina* (Higromix), antiparasitario interno para aves distribuido por Rafael Kurlat y Cía., especializado en la importación, formulación y envasado de núcleos vitamínicos-minerales, con planta propia en Munro. Finalmente destaquemos a E.R.Squibb & Sons, elaboradores de penicilina y otros antibióticos, con enormes laboratorios sobre la Avda. Sir Alexander Fleming en Martínez, a pocas cuadras de la Avda. Dardo Rocha y el Hipódromo de San Isidro.

{Siendo presidente del SENASA el Dr. Emilio J. Gimeno, la planta fue adquirida por el Servicio Nacional de Sanidad Animal e inaugurada oficialmente en 1984 como sede de su laboratorio central de control de calidad. Un hecho poco conocido, con anterioridad y ante el cierre de Squibb, parte del mobiliario, equipos e instrumental fue adquirida por FUNDANORD (Fundación para el Desarrollo del Nordeste) de Corrientes e instalado en el CEDIVEF (Centro de Diagnóstico e Investigaciones Veterinarias Formosa), que dependía además del Consejo Nacional de Investigaciones Científicas y Técnicas (CONICET) y el Gobierno de Formosa}.

De medicamentos y drogas

En aquellas primeras épocas las pocas drogas antiparasitarias en el mercado veterinario tenían una toxicidad muy alta, siendo ejemplos el arseniato de plomo y el sulfato de cobre para platelmintos. La fenotiacina, medicamento originalmente empleado en tratamientos psiquiátricos en humanos y también en la industria fotográfica, y luego como antiparasitario interno en lanares, se conoció en 1937. Además de su toxicidad, manchaba la lana al igual que la piel de los operarios que hacían la dosificación - *daban la toma,* tal se denominaba en el medio rural - que expuestas a los rayos solares se tornaban de color marrón, mientras la ropa que entrara en contacto con la suspensión del polvo en agua, se teñía de color marrón amarillento. Los únicos *curabicheras* a disposición del colega y personal rural eran a base de alquitrán vegetal, aceite de pino y ácido cresílico, mezcla que en las estancias de la Mesopotamia los puesteros y peones *recorredores* de los establecimientos rurales extensos llevaban en un frasco con tapón de corcho, colgado del *recado* debajo de las *calchas* con un *tiento de cuero.* Para combatir las larvas de *Gasterophilus* spp - los *gusanos del cuajo* de los equinos - se empleaba el sulfuro de carbono administrado con sonda nasogástrica, reemplazado posteriormente con el bisulfuro de carbono en cápsula de gelatina, que se aplicaba con el incómodo lanzabolos, pero si ésta hacía *falsa vía*, la sobrevida del equino era incierta. ¡Además, en el caso que el equino llegase a morder la cápsula, el operario lo pasaba muy mal!

En 1912 el químico holandés *van der Linden* (1884-1965) había descubierto el lindano, un órgano-clorado, cuyo isómero gama se identificó recién en 1943, empleado en el hombre para combatir la escabiosis y pediculosis, pero luego prohibido por sus efectos tóxicos. En parasitología veterinaria los primeros órgano-clorados fueron empleados como antisárnicos para ovinos y tuvieron también un breve uso como garrapaticidas - aproximadamente entre 1955 y 1960, buscando reemplazar a los arsenicales - pero la toxicidad pronto obligó a su retiro del mercado, dando lugar al ingreso de los órgano-fosforados que permanecieron en uso durante una prolongada era de casi 30 años. Muchos OF fueron anteriormente empleados en Sudáfrica y Rhodesia, que permitió acumular experiencias de eficacia y toxicidad. Entre los empleados en Argentina, se recuerda a los inhibidores de la colinesterasa, como coumaphos, diazinón, diclorphos y triclorphon; los agonistas colinérgicos, entre ellos los imidazotiazoles como levamisole, morantel y finalmente los tetramisoles. La piperacina fue un antihelmíntico empleado frente a los parásitos internos de los cerdos. Nuevas marcas de las décadas del 50 y siguientes, como el Trivermol, Galgo, Quimosar, Neocidol y Neguvón, contribuyeron a combatir las parasitosis, aunque frente a los gastrointestinales la mayoría de los productos no fueron muy efectivos hasta la llegada de los tetramisoles. Pocos años después hubo un significativo avance con el grupo de los bencimidasoles, destacándose en esta gran familia química el tiabendasol, cambendasol, parbendasol, mebendasol, fenbendasol, oxfendasol, oxibendasol, albendasol, sulfóxido de albendasol, febantel y triclabendasol, este último con acción selectiva contra *Fasciola hepatica* pero sin actividad contra los nematodos gastrointestinales. Recién en 1995 se presenta en el mercado el ricobendasol, un bencimidasol inyectable, en un principio originando reacciones locales indeseables.

El ejercicio de la medicina veterinaria

En los inicios de esta profesión, *ejercer la medicina veterinaria* se refería más a la clínica de uno o pocos animales pero difícilmente de una población. La *parasitología* como especialidad no existía, ejercerla como único ingreso una fantasía, en la Facultad de Veterinaria era durante muchos años *una materia más* y la *enfermedad parasitaria* era esencialmente de un individuo, el toro con sarna o piojos, el ternero con miasis de ombligo o como consecuencia del descornado o la castración, algún equino *parejero* de las reuniones hípicas de fin de semana o las fiestas de campo, enflaquecido pelo sin brillo, que se describía como *venido a menos* por parásitos gastrointestinales o por estar afectado de *sarnilla*. Esta afección parasitaria se *curaba* empíricamente con el famoso Fluido Manchester, el de la lata triangular color rojo y negro, que se vendía *como agua* en los almacenes y cooperativas de campaña, conocidos como *almacenes de ramos generales*. Las *veterinarias* como local de consulta y expendio aún no existían. En los comienzos se trataba casi exclusivamente de la clínica médica de los *animales pequeños*, la de los *animales grandes* permanecía mayormente relegada y únicamente en casos muy puntuales, o cuando se encontraba el productor ante una mortandad.

En la Clínica de Grandes Animales en la Facultad (UBA), quedó el recuerdo del ingreso diario - pero especialmente los lunes - de caballos que tiraban los carros de reparto por las calles empedradas de Buenos Aires, principalmente por alimentación incorrecta, estabulación sobre pisos de adoquines y falta de movimiento durante el fin de semana, creando serios problemas de aplomo, inflamaciones y dolores, que muchas veces terminaban con la necesidad de herraduras correctoras, escenario en el cual se movía un pintoresco personaje de la época, el maestro herrador alemán Otto, parco como estatua con los estudiantes, quien aprendió el oficio en el ejército alemán en la 1ª Guerra Mundial, y fue colaborador del Dr. Antonio Pires, autor de la obra *"Enfermedades del pie del caballo"*.

La avicultura

Aproximadamente en la década del 50, se inició la avicultura industrial, para diferenciarla con la explotación familiar. Aún incipiente, faltaría todavía para la construcción y uso de los modernos galpones de parrilleros y ponedoras. Los primeros alojaban entre 2500 y 5000 aves, pero para este joven veterinario parecían *inmensos,* con ruido y fuerte olor ambiental muy particular. La comercialización de los *huevos y pollos de campo, caseros o de granja,* quedó como un recuerdo de nuestras madres y abuelas, uno de los tantos mitos que nos acompañaron hasta hace poco. ¡Solían rememorar que la piel de los pollos parrilleros tenía más color y por supuesto la carne era más sabrosa, y que los huevos eran de cáscara fuerte, y ni hablar de las bondades de la yema! Viene a la memoria los emprendimientos relativamente pequeños de parrilleros o ponedoras en el sudoeste de Entre Ríos (Paraná, Viale y Crespo) y en la zona de Pilar, Luján, La Plata y Cañuelas en Buenos Aires, que preparaban su propio alimento según la disponibilidad estacional de granos, y le agregaban los núcleos vitamínicos-minerales. Trabajando para Rafael Kurlat y Cía. (1972-1975), visité a muchos y les asesoraba en la preparación de sus fórmulas alimentarias, según la disponibilidad de materia prima. {*Escribiendo esta monografía, miro atrás y recuerdo que en su mayoría solamente subsistían, agradeciendo el servicio de asesoramiento no rentable con unos maples con huevos, que colocaban a escondidas en el baúl del auto, hasta con vergüenza, pero rechazarlos era todo un desprecio*}. Refiriéndonos a la parasitología, los tratamientos eran simples y mayormente referidos a parásitos del tracto digestivo, con relativamente pocos ectoparásitos. Posteriormente en los años 70 por los costos de insumos y comercialización, las grandes empresas multinacionales de *integración avícola* fueron absorbiendo estas modestas granjas familiares, dejándolas sin margen económico y finalmente las eliminaron al menos como empresas independientes, al no poder competir comercialmente por costos de la materia prima alimenticia. Pero esa es otra historia, *no carente de ribetes tristes.*

Según los relatos de colegas de las camadas universitarias de aquella primera época, o sus hijos - era frecuente que siguiesen la profesión del progenitor - muchos profesionales ejercían *tiempo parcial* en la docencia secundaria, quizás instalando también una *clínica veterinaria* - un eufemismo - en una habitación a la calle o en el garaje reformado de su casa, donde atendían sus *pacientes* a la tardecita - *entrando el sol* según el dicho empleado en la época. Otros pocos ingresaban como oficiales en las filas del Ejército o Gendarmería, que se nutrían de veterinarios recién recibidos. ¡El recuerdo de los escasos colegas que optaron por seguir la carrera militar, es que gran parte al poco tiempo o con el correr de los años, quedaban relegados u olvidados en algún puesto de frontera, velando por la sanidad de mulas o vigilando el contrabando desde países vecinos!

¡A los buenos alumnos y con un "perfil" de poder hallarse a gusto en las filas militares, oficiales de reclutamiento del Ejército o Gendarmería, a veces ambos, los perseguían esperándolos en la Facultad cuando rendían las últimas materias o inmediatamente después, haciéndoles llegar impresionantes citaciones oficiales llenas de firmas y sellos! Para los que no les apetecía la carrera militar, había que mudarse para que los "sabuesos" perdiesen la huella, o hacerse amigo del cartero para que la correspondencia se extraviara.

Otros colegas ejercían en un *cargo oficial* del gobierno de turno, que no abundaban, eran los *funcionarios públicos*, también denominados *empleados estatales* - en las Intendencias Municipales con las campañas antirrábicas y en bromatología a nivel municipal - o en Salud Pública, en la inspección de carnes en los frigoríficos. Entre éstos se encontraba el Lisandro de la Torre, de capital nacional, el más grande en América Latina, ubicada en el barrio Mataderos, luego vendido a CAP, y las empresas extranjeras Swift (Berisso), Anglo, Sansinena (conocida como La Negra) y La Blanca (ambos en Avellaneda), River Plate (Campana) y Las Palmas (Zárate). En el *interior* - nombre genérico de todo lo que no era la Capital Federal - la faena de vacunos se cumplía en el matadero municipal, pero durante muchos años en el Gran Buenos Aires seguían operando varios pequeños *frigoríficos*, para denominarlos de alguna manera, mientras en los pueblos pequeños la faena diaria de uno o dos y hasta 10 vacunos - dependía del número de habitantes y el consumo del día en esa localidad y de otras a poca distancia que abastecían - se realizaba en los *colgaderos*. Estas instalaciones con denominación tan lúgubre se prohibieron y fueron desmanteladas. Eran sumamente primitivas y carentes de las mínimas normas de higiene, raramente poseían techo, las últimas chapas volaron con alguna tormenta fuerte, y solamente en casos puntuales, contaban con piso de cemento para permitir un buen lavado. Habitualmente por conveniencia del personal se faenaba en las primeras horas de la tarde, en cuyas horas en el verano en áreas tropicales y subtropicales, el calor era inaguantable.

Originalmente las medias reses se distribuían a las carnicerías, que carecían de una cámara fría, en un carro abierto tirado por un caballo viejo, escuálido y de andar cansino, estando la carne cubierta en el mejor de los casos, con una loneta mugrienta y el acompañamiento del nunca faltante enjambre de moscas. Con el correr de los años, el transporte descrito fue reemplazado por un camión generalmente destartalado, durante años sin equipo de refrigeración., o con el equipo roto por falta de presupuesto y mantenimiento. {*La mano de obra en los colgaderos, que incluía mujeres y menores de edad, trabajaba en "negro", quizás un solo obrero/a estaba en planilla, y se les pagaba con las "entrañas", "tripas" y "bofe" (el pulmón) y los colgajos de carne de la limpieza de los cueros}.*

Allá por las décadas de los 40 y 50, en la Provincia de Santa Fe, por mérito propio, por recomendación o simplemente *suerte*, el veterinario del pueblo ingresaba como *bromatólogo* en la Dirección de Bromatología Provincial, dependiente del Ministerio de Salud Pública. Entre sus funciones, además de la atención del colgadero o matadero, según la importancia de la localidad, tenía que *velar* por la higiene en las casas de comida, bares y restaurantes, en general en los pueblos chicos funcionando en el único vetusto hotel frente a la estación ferroviaria, y llenar largas planillas que nadie leía, porque la burocracia ya formaba parte de la existencia nacional. {*Conocí el sistema haciendo profesión libre en San Carlos Centro, a 50 km de la ciudad de Santa Fe por la RN 19, camino a San Francisco (Córdoba), en los tambos y criaderos y engorde de cerdos, entre ellos la Mantequería San Carlos, donde los cerdos se alimentaban a base de suero de leche y afrechillo. Había sido nombrado Bromatólogo en una zona extensa de esa provincia, que cubría 5 localidades en un radio de apenas 30 km. Me movilizaba en mi primer auto, un viejo Ford T modelo 29, noble compañero de trabajo, que recuerdo con especial cariño, aunque algo "caprichoso" para poner en marcha en las mañanas frías. Ejercí el cargo durante casi un año, mientras hacía clínica desde una pequeña veterinaria en San Carlos Centro, del Dr. Angel Ferrari, principalmente en las granjas lecheras, recién cobrando el primer sueldo del gobierno provincial la misma semana que me iba de la provincia. ¡No es que el Estado actual fuese un émulo de los ejemplos anteriores, pero en general siempre fue un pésimo empleador!*

Un comentario para cerrar este párrafo, en las provincias era común que los relativamente pocos que elegían la carrera tenían padres o familiares veterinarios, ganaderos o un oficio vinculado al agro. Mayormente habían nacido y criado en ese mismo pueblo rural o uno cercano más importante, que tuviese *vida propia*, escuela primaria y con suerte un establecimiento secundario para no sufrir desarraigo, al menos hasta llegar al estudio universitario, cuando partían a las Facultades de Veterinaria en La Plata, Buenos Aires o Tandil.

El interior - experiencias en La Pampa

En 1958 con apenas dos años de egresado, fui contratado para ejercer en la provincia de La Pampa, siendo uno de tres veterinarios *zonales* en la vastedad de la joven provincia - dejó de ser Gobernación recién en 1951 - y respondía al Ministerio de Asuntos Agrarios de esa provincia, con jurisdicción en casi 50.000 km^2 . El Ministro de Asuntos Agrarios era el Ing° Agr° Carlos Patricio MacAllister, padre de Carlos y Patricio, que llegaron a ser conocidos jugadores de futbol. Había además tres *veterinarios regionales* del Ministerio de Agricultura y Ganadería (en General Pico, Santa Rosa y Macachín) y otro colega de apellido Álvarez en Santa Rosa, quien ejercía la docencia secundaria en la ciudad capital y era dueño de una pequeña distribuidora de productos veterinarios, pero ninguno *hacía parasitología*. El flujo de nuevos colegas, entre ellos varios oriundos de España - una gestión de César Urien, en ese

entonces Secretario de Agricultura - se produjo recién ante el dictado de la Ley Provincial N°
205 de Lucha contra la Fiebre Aftosa, adelantándose unos meses a la Ley Nacional en febrero
de 1961 de creación de CANEFA (Comisión Asesora Nacional de Erradicación de la Fiebre
Aftosa) - el nombre era todo un reto y hasta una exageración, la *erradicación* aún estaba lejos,
más correcto hubiera sido hablar de *control* - que contó con el apoyo y participación en una
Comisión Asesora de varias entidades agropecuarias nacionales, incluyendo la Sociedad Rural
Argentina y la Federación Agraria. El objetivo a corto plazo era avanzar provincia por
provincia y encarar la lucha frontal contra el flagelo de la fiebre aftosa, que mantenía el país al
margen de los mercados compradores de carne fresca enfriada.

Fueron años difíciles, con mucho escepticismo en los productores por los resultados magros
con la vacuna elaborada con el Método de Frenkel, de cultivo en finas capas de células de
epitelio lingual. Fui el quinto veterinario contratado en CANEFA - siendo considerado un
aventurero en el nuevo emprendimiento por la poca fe de los colegas en las posibilidades de
éxito del proyecto - y fui nombrado con jurisdicción en toda la provincia, *¡posiblemente por
ausencia de otros postulantes!* Una reminiscencia de la lucha: gran parte del oeste provincial
era sumamente agreste, semiárido, con poca concentración de hacienda - en esos años el
régimen de lluvias no alcanzaba una media anual de 200 mm/año, y en muchos apenas la
mitad - donde resultaba difícil juntar el ganado y se tenía que aprovechar los escasos pozos de
agua, alrededor de los cuales se juntaban los vacunos que salían de los montes casi
impenetrables en busca del elemental fluido, situación que se usaba para su encierre y proceder
a vacunarlos. Esta dificultad regida por el clima y la vegetación, hizo necesaria crear una zona
de vacunación obligatoria semestral y no cuatrimestral. (Años después, por similares
condiciones en el oeste del Chaco en el norte argentino, se instaló similar régimen de
vacunación).

Una reminiscencia anecdótica, que refleja lo que era trabajar en el oeste de La Pampa en la
década del 60. En el departamento de Puelén, camino a Colonia 25 de Mayo y Catriel, los
pocos productores criaban su ganado juntos en campos de escasa vegetación achaparrada entre
grandes salitrales, sin alambrados divisorios. Eran *campos fiscales*, propiedad de la entonces
Gobernación, que extendía *concesiones precarias sin título de propiedad*. La carga animal por
las escasas lluvias y empobrecida cobertura vegetal, era reducida. En la época de la marcación
y señalada de los terneros, que se aprovechaba para aplicar la vacunación antiaftosa semestral,
entre todos – dueños, hijos, peones - se juntaba el ganado en un salitral seco y se iba apartando
y enlazando el ternero de cada vaca madre según la marca, para proceder a su señalada y
marcación. Una tarea sumamente lenta y engorrosa. De estos rodeos y gran parte del oeste
pampeano, que se denominaba *la travesía,* se *armaban* las tropas que salían en lento arreo de
uno y hasta dos meses hasta los remates en el oeste de Buenos Aires, en cuyo trayecto o al
llegar se desataban las periódicas *ondas* de fiebre aftosa.

Los albores de la parasitología veterinaria

Fue recién por los años 1940/50 cuando comenzaron a vislumbrarse las *primeras prácticas de la parasitología veterinaria como especialidad* - aunque todavía con nociones elementales de buena parte de las enfermedades parasitarias - pero ya se contaba con nuevos medicamentos, con diversos grados de eficacia. La orientación hacia el incremento de *producción* de un rodeo, de una majada, de un hato, de una tropilla o una piara, los albores del interés en la prevención de las zoonosis o la enseñanza de normas para permitir la sana convivencia con los animales domésticos y de compañía – los denominados *animales pequeños*, los perros y gatos - *constituían conceptos nuevos que tardaron en afianzarse*, alcanzando sus niveles actuales, con vaivenes varios, a partir de la década del 60. Recapitulando, el estudio de los parásitos en Argentina adquirió importancia en la medida en que se modificaron los hábitos de manejo y la *metodología de cría y engorde de los animales domésticos*, como también la *tenencia responsable* de los animales de compañía. Elaborando esta idea, en la *primera parte de estos últimos años,* la ganadería en el país era aun netamente pastoril, la de los enormes rodeos, majadas y tropillas en potreros extensos, en las cuales la parasitología, su estudio e importancia, era todavía incipiente, casi una materia pendiente.

Conexión con la agricultura - las chacras y colonias agrícolas

En aquellos tiempos no tan lejanos la agricultura se hacía en las *chacras* - eran *parcelas* dentro de las estancias, las más extensas posiblemente hasta 50 ha y no siempre de la mejores tierras - que subsistían en una especie de *simbiosis* con el establecimiento conservando su frágil estructura de un alambrado perimetral débil de pocas varillas y de dos hilos, un par de lecheras cuando el *chacarero* tenía familia con criaturas, uno o dos terneros *guachos* - el chacarero no poseía marca propia, sino señal - la *yunta* de bueyes para arar, y siempre algunas gallinas *batarazas* y otras de diferentes razas y color, picoteando y escarbando en el patio, a veces un casal de gansos y quizás varias gallináceas pigmeas, que realizaban un rol de *guardianes*. El habitual *rancho* de una pieza con alero y techo de chapa cubierto con paja, formando en su conjunto el clásico cuadro reflejado en tantas pinturas de la época, muchas al óleo. En el fondo, las parcelas sembradas con maíz, trigo, sorgo o girasol.

La *agricultura gruesa* como tal, refiriéndose en especial al trigo y maíz, se realizaba esencialmente en las *colonias agrícolas*, las primeras fundadas a fines del siglo XIX, siendo ejemplos Bernasconi, Abramo y General San Martin en La Pampa, Jacinto Arauz (donde ejerció durante años el cardiocirujano René Favaloro), Villa Iris, San Germán y Rivera en Buenos Aires. Otros asentamientos colonizadores fueron James Craik en Córdoba, Basavilbaso y Colonia Clara en Entre Ríos, Moisés Ville en Santa Fe, pero su organización, manejo y evolución fueron distintas. Muchos denominan a Colonia Esperanza en Santa Fe como el primer asentamiento agrícola *organizado*, que se volcó a la producción lechera.

{Permitan los lectores unas reflexiones y comentarios sobre la colonia agrícola de Bernasconi y Abramo en La Pampa, porque de alguna manera su fracaso, como sucedería luego con otras, tuvo que ver con el pasar de los años con nuevas demandas de granos, con la necesidad

de obtener nuevas tierras cultivables que explotó finalmente con el avance de la agricultura a las buenas tierras de las estancias, aunque ello se plasmó más de 50 años después. El asentamiento inmigratorio señalado fue colonizada por la Jewish Colonization Association con oficinas en Londres - fundada y financiada por el Barón Mauricio von Hirsch (1831-1896), filántropo alemán-judío - que obtuvo del Estado Nacional la cesión de campos fiscales para el asentamiento de colonos judíos, en su mayoría de origen ruso desplazados en la posguerra de los conflictos de las dos primeras décadas del Siglo XX en Europa. Aferrados a sus costumbres ancestrales, eran cerrados e individualistas y se comunicaban en yiddish, *una mezcla de alemán, ruso y hebreo. En cambio las colonias casi contiguas de General San Martin y Jacinto Arauz (Buenos Aires) se fundaron sobre extensas propiedades del Ministerio de Educación de la Nación, originalmente legados al citado ministerio por varios propietarios de leguas de campo por considerarlas improductivas - pero que en su mayoría jamás conocieron, estaban lejos de Buenos Aires y buena parte las recibieron por herencia - siendo los nuevos colonos pequeños agricultores oriundos de España.*

Desde su inicio la colonia judía en La Pampa, que elijo como caso ejemplo, tuvo un mal arranque - hecho que se repitió en otras colonias y llevó a múltiples abandonos y fracasos. El Estado cedió tierras muy marginales a la Asociación hebraica, que a su vez quiso albergar más colonos que lo aconsejable reduciendo así la extensión de las parcelas, sufrieron de la carencia de asesoramiento técnico (el INTA o similar no existía aun), en su mayoría eran pequeños comerciantes, jamás agricultores, padecieron la falta de equipos adecuados - fueron prometidos pero quedaron en el camino - y la ubicación geográfica de toda la colonia en tierras con escasa cobertura de humus. Sobrevino el sometimiento de los campos al no aconsejable arado de rejas y sobre-explotación del monocultivo de trigo por continuadas siembras entre los años 1914-1918, ante la demanda de los países europeos en conflicto bélico, sumada a la nefasta consecuencia de las prolongadas sequías con las consecuentes voladuras. *Con la subdivisión de las originales parcelas de 100 ha por sucesivas sucesiones en las familias numerosas - en esa zona, esa extensión jamás alcanzó a constituir una unidad productiva - llegaron hasta el infructífero, temido y tristemente mentado* minifundio. *Los jóvenes de las nuevas generaciones, hastiados con la situación sin futuro y la pasividad de las autoridades de turno, emigraron a otras zonas en la búsqueda de trabajo, los primeros inmigrantes fallecieron por vejez y pena y los asentamientos decayeron al no producir, literalmente se fueron extinguiendo - tal llama en el viento - para finalmente pasar a ser tierras yermas y pueblos fantasma, todo dentro de un cuadro de extrema pobreza. Campos sin cultivar, por falta de fertilidad, literalmente un agotamiento, con solo alguna mata de pasto donde había defecado un vacuno, alambrados caídos, caminos tapados con dunas de arena que aún "volaban" con los implacables vientos fuertes, y los "cardos rusos" (Salsola kati L.) secos — tumbleweed ó Russian thistle en inglés - que rodaban y se juntaban contra los alambrados. Un "western" argentino…*

Cierro este apartado de reminiscencias y reflexiones con una necesaria aclaración: me atrevo a describir el caso porque conocí íntimamente a estos colonos y su drama. Fui designado presidente de mesa en Bernasconi en las elecciones presidenciales nacionales de 1958, cuando salió electo el correntino Dr. Arturo Frondizi (1958-1962), siendo Veterinario

Provincial en La Pampa, con cabecera de operaciones en Bernasconi entre 1958-1961. Luego con asiento en Santa Rosa en calidad de Inspector de CANEFA, atendí la sanidad animal en toda la Provincia. En ambas etapas compartí con los colonos sus esperanzas, escuché sus desgarradores relatos y participé de su gran desilusión, cuando me transmitían amargamente esa horrible sensación de haber sido víctimas desde el mismo inicio de un enorme engaño, *o cuanto menos,* el resultado de un lamentable y triste conjunto de errores}.

Se insiste en el relato sobre las colonias agrícolas en la Argentina por su estrecha relación con la ganadería - eventualmente con la Medicina Veterinaria y la Parasitología - que de alguna manera desemboca en las sucesivas crisis de la ganadería en las últimas décadas).

La Gran Depresión, conocida como "Crisis del Veintinueve", fue un desastre mundial que se prolongó durante la década del 30, en los años previos a la IIa. Guerra Mundial. Fue la crisis mundial que afectó a más países en el Siglo XX, tanto ricos como pobres. La industria pesada se derrumbó y la construcción se detuvo. En los que respecta a la agricultura y las zonas rurales, sufrieron la caída de los precios en las cosechas, hasta en un 60% y más, siendo el sector más perjudicado. Las colonias agrícolas abandonaron su maquinaria y dejaron de producir, y sus integrantes acudieron masivamente a los grandes centros urbanos, donde crearon verdaderos asentamientos satelitales en busca de trabajo, constituyendo mano de obra barata. Ante el desamparo aparecen las primeras *villas miseria*, como la denominada "Villa Desocupación" en Retiro y el "Barrio de las Latas" en Puerto Madero. Luego en 1932 se creó "Villa Esperanza" donde pronto se alojaron más de 3 millones de desocupados rurales, en su gran mayoría efecto de una migración interna proveniente de las colonias agrícolas, pero no estaban ausentes inmigrantes de ultramar que nunca fueron a radicarse al interior. Se sumaron luego movimientos internos por cierres de fábricas e inmigraciones de países vecinos, en especial provenientes de Bolivia, Paraguay y Perú, pero no estuvieron ausentes inmigraciones desde Uruguay. En unos pocos años no hubo una ciudad grande en ninguna provincia que no tenía sus propias villas miseria. Habían llegado para establecerse, en muy raras excepciones fueron urbanizadas y menos erradicadas. La historia es larga pero como muestra es más que suficiente, y en nuestro caso, señala otra razón para el fracaso de las colonias agrícolas y marcó la antesala de los *grandes cambios* en la explotación ganadera nacional.

Sobre las enfermedades al inicio de los avances sustanciales de la parasitología veterinaria

Salvo la garrapata en el norte *Rhipicephalus microplus* - se conocía todavía como *Boophilus microplus* o *garrapata común del vacuno* - transmisora de los protozoarios del género *Babesia* y *Anaplasma* (una rickettsia) - la miasis por el díptero *Cochlyomia hominivorax* de los climas tropical y subtropical, la sarna de los lanares, algo sobre los endoparásitos, los grandes problemas eran otros, claramente no de índole parasitario, como el carbunco bacteriano que provocaba verdaderos estragos, la fiebre aftosa que *barría* los rodeos en *ondas* periódicas, la tuberculosis, en ciertas áreas la rabia paralítica y las intoxicaciones por plantas tóxicas - caso *Baccharis coridifolia*, conocido en el medio rural como *mío-mío* - y en terneros la gama de enfermedades clostridiales, lideradas por el *carbunco sintomático,* y en los primeros meses de edad, la coccidiosis parasitaria. En la cría porcina en la Provincia de Buenos Aires y Santa Fe, la temida *peste porcina clásica* eliminaba piaras enteras, y la prevención hasta la segunda mitad del siglo se basaba exclusivamente del uso de *Suero y Virus vivo*, combinación efectiva pero que mantenía latente la infección viral. Recién en 1956 se comenzó la aplicación de la primera vacuna intradérmica elaborada con virus muerto, método Pen d'Apice, inoculado en el pliegue del pabellón auricular.

Además y en general, la sanidad se consideraba como un *problema menor*, y las muertes y hasta mortandades aunque seguramente significativas, se escondían o permanecían ocultas en la inmensidad del escenario global de un área, una provincia o el país *Los parásitos no eran considerados o se les daba escasa importancia*. Entre éstos, los endoparásitos sin ser desconocidos tampoco se terminaban de comprender, constituyendo un ejemplo el nematodo estomacal *Ostertagia ostertagi* en la zona templada, donde para la interpretación del fenómeno de la hipobiosis se aceptaban conclusiones provenientes de la Universidad de Glasgow (Escocia). *Haemonchus contortus*, especie estomacal dominante en ovinos de la zona subtropical, era responsable de mortandades en las majadas de Corrientes, La Pampa y sudeste de Buenos Aires y en algunos años en las majadas del Uruguay, cuando se incrementaban las muertes peri-parturientas.

En el tema de animales de compañía, más que mascotas, los perros eran esencialmente de trabajo, para apoyo y acompañamiento de los peones rurales en tareas con la hacienda y vigilancia de las propiedades, guardando su lugar fuera de las viviendas, inclusive en el medio urbano. Parásitos como la pulga *Ctenocephalides spp* y la garrapata canina *Rhipicephalus sanguineus* - durante años clasificada como *Amblyomma maculatum* - eran del medio exterior, no ingresaban en las viviendas, y así la molestia al hombre representaba un problema de menor cuantía o aceptada como normal.

Un cambio sustancial de escenario

Esta situación fue cambiando gradualmente, en algunos casos más bruscamente. La agricultura de antaño, propia de las chacras y las primeras colonias agrícolas, que necesitó de mucha mano de obra, *acusó un cambio sustancial* - la mecanización del campo fue decisivo en la desocupación del inmigrante y colono rural. Por la demanda mundial de granos, en una primera etapa el maíz y trigo y según las necesidades mundiales la cebada y centeno, en ciertas áreas el arroz, el sorgo y el girasol, y por último y hasta nuestros días la soja, *el avance de la agricultura a tierras buenas en las estancias, las mejores, fue literalmente arrollador, desplazando la ganadería* e implacablemente reduciendo las áreas pastoriles, y con el pasar de los años hasta sustancialmente el número de cabezas. Se incrementó así el *contacto cercano* y hasta el hacinamiento entre animales, para llegar en estas últimas 3 o 4 décadas - año más, año menos - a imponerse los *feed-lot* de todo tipo, capacidad y condiciones sanitarias, lográndose superar el 70% del ganado terminado y faenado para consumo interno. En las últimas tres décadas, aproximadamente, Argentina perdió mercados internacionales de carne por falta de atención e incumplimiento de contratos ante la imposición de diversas medidas restrictivas oficiales, en su mayoría incomprensibles pero infaliblemente perjudiciales. De manera significativa, la limitación de las exportaciones de sus carnes rojas destrozó la fama bien ganada y fuertemente arraigada en los compradores y consumidores de fronteras afuera, de *aquellas* carnes argentinas, las mejores del mundo, tiernas, sabrosas y con bajo nivel de colesterol por la cría y engorde *a campo,* quizás terminándose con un par de meses de suplemento. Lógicamente se perdieron los mercados internacionales logrados con tanto esfuerzo, que fueron absorbidos y abastecidos por competidores, entre ellos Brasil, Paraguay y Uruguay y otros de ultramar. Para los ruralistas, la competencia desleal entre la agricultura y la ganadería y los hechos colaterales lograron que finalmente en escasas décadas, el stock ganadero se redujo en aproximadamente *12 millones de cabezas.* Por las limitaciones a la exportación, hubo cierres de frigoríficos y de establecimientos productores de leche, en ciertas zonas de cuencas enteras, con el enorme drama del desplazamiento obrero desocupado. Todo un tema, difícilmente resumido en pocas líneas.

En este *cambio de escenario,* en el cual básicamente el pastoreo tradicional, salvo contadas excepciones, fue relegado a tierras menos aptas para la agricultura, de menor valor y cobertura pastoral, ganaron relieve especies parasitarias como el trematodo hepático *Fasciola hepatica* (saguaype) en áreas con alta infestación del caracol *Lymnea viatrix,* mientras los nematodos gastrointestinales incrementaban su importancia por la alta contaminación como consecuencia del aumento del número de cabezas por hectárea. A la par las enfermedades virales y bacterianas alcanzaban una nueva dimensión, imponiéndose el uso de vacunas, y a su vez nuevas oportunidades profesionales por la creciente necesidad de asesoramiento veterinario. En la segunda mitad del siglo pasado surgieron los veterinarios *residentes* en las grandes estancias o conjunto de establecimientos, ante el crecimiento en importancia de los parásitos internos, y los controles mediante HPG se hicieron parte del cronograma de trabajo. A su vez, con la evolución del valor afectivo de las mascotas y la consiguiente convivencia más estrecha con el hombre y su familia, los parásitos externos e internos de perros y gatos irrumpieron en los hogares y crearon una hasta entonces desconocida área compleja de cuidado y exigencias de mayor atención.

La avicultura presenta un claro ejemplo de la división de este siglo en dos etapas, habiendo comentado al respecto en un párrafo anterior. ¡Cuán distinto era la cría de pollos y ponedoras libres, sin enjaular, alimentados con maíz por nuestros progenitores, frente a los modernos galpones de parrilleros a escala industrial o con jaulas para ponedoras de la actualidad! ¿De chico, a los criados en los pueblos y en los barrios aledaños de las ciudades, quién no recuerda las molestas infestaciones de *Dermanyssus gallinae* (piojillo rojo de las plumas) al ser mandado a recoger los huevos en el pequeño gallinero del fondo de la casa, o encontrar cantidades considerables de la garrapata *Argas persicus* al desplumar el domingo el pollo para la parrilla, o al trozar una gallina vieja para la olla?

Allá lejos y hace tiempo – recuerdos de la lucha contra la garrapata

Hurgando en el oscuro pasado, la lucha contra la garrapata se ideó hace más de 85 años, cuando en gran parte de la Provincia de Buenos Aires el ácaro era endémico. El ganado vacuno del nordeste, noroeste, litoral y hasta una parte importante del centro del país – Santa Fe y Córdoba - fueron castigados durante décadas con el aislamiento impuesto por este parásito, mientras sufría por la necesidad de *parar rodeo* y realizar los baños de inmersión cada 21 días - para interrumpir el ciclo de 24 días antes que se completara, impidiendo llegar al estadio de teleogina ovígera - originalmente en enormes bañaderos de 18/20.000 litros de capacidad, durante muchos años cargados con soluciones arsenicales (arsénico en la concentración de 0,175 a 0,19%). Con el tiempo, los baños arsenicales fueron reemplazados con otros principios químicos, como los órgano-clorados, los órgano-fosforados y los piretroides, en ese caso primero los preparados naturales y luego los sintéticos. Fueron impuestas restricciones sanitarias para el traslado de animales dentro de la zona denominada *sucia* o *de lucha*, que se hacían más rigurosas y exigentes cuando de esta vasta zona se llevaban vacunos que debían encontrarse libres del ácaro, para los centros de invernada de *zona indemne* en el *sur*, como se denominaba el sur de Entre Ríos y Santa Fe, gran parte de Córdoba, todo Buenos Aires y el norte de La Pampa.

Pero *hecha la ley hecha la trampa*. En la segunda mitad del siglo XX las autoridades sanitarias permitieron las polémicas *franquicias,* en un principio con carácter *excepcional* pero que luego se hicieron renovables año tras año. Autorizaban la extracción de ganado desde Formosa, el Chaco y Corrientes en embarcaciones o *chatas* fluviales por el Río Paraná, o en ferrocarril desde Corrientes, en largos *convoyes* de 30 o más vagones del viejo FFCC General Urquiza, los denominados trenes e*speciales,* casi siempre de ganado adulto y muchos con la *dentadura rasada*, destinado exclusivamente a faena inmediata en frigoríficos ubicados en *zona limpia* en la Provincia de Entre Ríos. Recuerdos para mechar, los trenes ya *eran nuestros*: Juan Domingo Perón, siendo presidente, en un gesto demagógico los había adquirido en bloque a los ingleses, pero ya eran vetustos y durante años no se habían beneficiado con renovación de material. Los empleados ferroviarios *les gustaba el trabajo como al perro el ajo*, y los vagones para ganado literalmente *habían venido abajo,* haciendo imprescindible que previo a cargar un *especial* había que reemplazar tablones enteros y reparar con bulones, clavos y alambre los pisos faltantes o sueltos y arreglar las puertas levantadizas.

La formación se arrimaba al cargadero a la madrugada y en tres horas a lo sumo ya pitaba y resoplaba endemoniadamente la antigua locomotora *a carbón* ansiosa para partir y el jefe de estación, aún de la vieja escuela, con el gorro y chaleco indicativo de su cargo y acorde con el rango - acostumbrado con los *patrones* ingleses a respetar un horario - se exasperaba y transpirando como testigo falso al borde de un infarto, con el silbato en la boca y banderines de color en la mano, urgía a los cargadores a terminar de *una buena vez* y permitiesen la salida del *especial*. El olor del humo, los gritos del personal, el mugido de los animales y los resoplidos de la locomotora, se unían en un cuadro cuasi-dantesco muy de la época y difícil de olvidar.

El ganado índico y sus múltiples cruzas ya formaban una gran parte de los rodeos, comparado con las razas británicas eran más longevos y sumamente fértiles, las vacas seguían pariendo un ternero anual hasta los 12 y a veces 15 años, cuando los dientes eran apenas muñones y dificultaban la alimentación, mientras las vacas de razas británicas a los 9 años ya eran categoría CUT (*criando su último ternero*). La excusa esgrimida para conceder las *franquicias* era que los animales con dentadura rasada no lograrían superar la escasez de pasturas tiernas en el invierno, y morirían en los campos. ¡No obstante esta premisa, *las remesas de ganado gordo nunca faltaron*! Rescato como principales destinos el Frigorífico Bovril en Santa Elena, sobre el Río Paraná, y la Fábrica Liebig (Liebig's Extract of Meat Company) - ambos en Entre Ríos - donde se producía el *corned beef*, nombre en inglés de una suerte de carne desmenuzada y cocida enlatada, sumamente insulsa, además del jugo concentrado de carne Oxo de fuerte olor envasado en frascos pequeños de color oscuro. {*Durante años enormes remesas de ambos productos se exportaban para las fuerzas armadas de ocupación de las grandes potencias y la reconstrucción de los países empobrecidos pos 2ª. Guerra Mundial*}. Este segundo frigorífico estaba ubicado sobre el Río Uruguay, al norte de Colón, en las afueras de un pequeño pueblo cercano a los corrales y desembarcadero del Ferrocarril Urquiza de una modesta estación denominada Parada Liebig. El pueblo poseía trazado de calles empedradas y construcciones muy al estilo de los *cottage* de la campiña inglesa, rodeados de abundantes árboles y jardines de flores. Entre otros frigoríficos que se surtían en el área, recuerdo al Frigorífico Friar, en Avellaneda (Santa Fe) al norte de Reconquista, zona aún *sucia* y por lo tanto no requería de *la franquicia*. Allí el número de cabezas faenado era considerablemente menor, en su mayor parte ganado semi-gordo o con falta de terminación procedente de Formosa, Chaco y norte de Santa Fe y de los *malezales* del río Paraná, en el sud-oeste de Corrientes, que eran embarcados en pequeñas chatas fluviales – a veces amarrados dos a la par - en el puerto de Lavalle o por una bajada cavada en las barrancas en las inmediaciones para cruzar el río, evitando encallarse en los peligrosos bancos de arena, que se *movían* de lugar en cada creciente. La labor del capitán o *baqueano* era fundamental. Los viajes río abajo se hacían rápidamente, pero el regreso y en épocas de crecientes, podía llegar a triplicarse, causando problemas del mantenimiento del ganado listo para embarcar, por su alimentación y limpieza de la garrapata, los vacunos podían re-infestarse, y subir a las chatas muy debilitados.

Las razas de ganado índicas y su introducción al país

Merece un párrafo especial el cambio muy grande en producción y sanidad en general que comenzó con la introducción de la raza índica o cebú Brahman americano (Bos indicus), en los rodeos correntinos. Los primeros reproductores cebuinos, no precisamente mejoradores genéticos, carenciados fenotípicamente, buena parte de raza Indú Brasil y algunos con sangre Gir (la raza lechera de la India, caracterizada por sus pezones enormes y gruesas), fueron literalmente *contrabandeados* desde Brasil en los estertores de la década del 40. Hubo luego una introducción de cebú de la raza Nelore desde Brasil - país donde los productores la prefieren en detrimento de la Brahman - debiendo realizar la cuarentena sanitaria de frontera en Uruguayana, frente a Paso de los Libres, en la provincia litoraleña de Corrientes. En los controles de rutina se descartaron animales que padecían tuberculosis mientras otros, en las estancias de destino, no recibieron el cuidado necesario - al menos inicial - y murieron intoxicados por ingestión de mío-mío, planta tóxica de la zona que les era desconocido.

En cambio el comienzo de la cría de Brahman y su cruzamiento con las razas británicas y europeas fue un logro de las Estancias de Pilagá en sus establecimientos en el sur de Misiones y del norte y centro de Corrientes, con el asesoramiento del médico veterinario Mauricio B. Hellman - *a quien "sufrí" en la Facultad (UBA) como titular de la Cátedra de Zootecnia, por su carácter algo irascible y el afán de vender su obra de Ovinotecnia, muy completa e interesante, pero carísima, la biblioteca de la Facultad tenía apenas dos ejemplares para préstamo -* y de Celedonio Pereda, destacado precursor ganadero en la difusión de la raza. La primera importación de Brahman puro de pedigrí, 10 toros y 9 vaquillonas, llegó en vapor a la Argentina en 1954 embarcados en Nueva Orleans, adquiridos al Hudgins Farm en Texas (EE.UU.). Durante años la introducción del cebú a la Argentina fue resistida, negándose su participación en las exposiciones rurales de Mercedes (Corrientes), que luego cedió y ganó fortunas, y Curuzú Cuatiá, donde la Sociedad Rural se empecinó en vedar la comercialización de las razas índicas o sus cruzas, manteniéndose por muchos años como bastión de la raza Hereford, en cuyo *círculo de influencia* todo ganado con giba era apartado, prohibiéndose su ingreso.

El cruzamiento de las razas británicas ya radicadas con el cebú, logró una significativa merma en la pérdida de terneros y los animales se adaptaron muy bien al elevado calor y el entorno agreste, justificando su rápida difusión en las provincias de Corrientes y el sur de Misiones, al igual que en Formosa, Salta, Santiago del Estero, norte de Santa Fe, Chaco y provincias del noroeste. Al principio los productores buscaban la rusticidad de las razas índicas, pero en parte descuidaron la calidad genética de los reproductores. Para el veterinario, el panorama sanitario creó nuevos horizontes de actividad profesional, aunque los estancieros y el personal de campo correntino y de la zona tropical erróneamente rodeó al ganado cebú y sus cruzas de mucho misticismo y folclore, atribuyéndoles cierto grado de inmunidad a los hemoparásitos, menores cargas de garrapata y nematodos gastrointestinales, y hasta cierta resistencia a las miasis. Los cruzamientos con Hereford y Aberdeen Angus - y en menor grado Shorthorn - en primer lugar seleccionando a los ejemplares mochos, y la introducción de razas continentales y estadounidenses (Limousin, Charolais, Pardo Suizo, Jersey, Fleckvieh/Simmental, Santa Gertrudis, Chianina y Marchigiana de Italia, Bonsmara de Sudáfrica y otras, y hace poco una raza australiana, la Murray Grey) no se hizo esperar, originándose en apenas unas 2 décadas un verdadero *melánge* de razas y sus cruzamientos, como Braford, Brangus, Chabray, Greyman (Murray Grey con Brahman) y otras, al principio sin mayor orden, selección ni planeamiento. El tema era lograr el vigor híbrido.

No obstante, este boom de cruzamientos literalmente terminó de reducir el ganado Criollo a su mínima expresión, contrariamente a lo sucedido en otros países latinoamericanos.

Mientras tanto, la mejora genética de los vientres en la zona infestada por la garrapata con toros de razas británicas, especialmente Hereford y en menor grado Aberdeen Angus y en menor número de casos con Shorthorn, llevados desde la zona libre de garrapata, especialmente de cabañas próximas a Gualeguaychú (Entre Ríos), seguía postergándose y dificultoso por el peligro de transmisión de los hemoparásitos presentes en el ganado en todo el norte argentino, siendo *la pre-inmunización* previa un proceso indispensable largo y engorroso, de elevado costo, no siempre infalible y en general reservada para escasas cabañas.

Durante décadas un punto de concentración y venta del ganado de razas índicas fue la Exposición Anual de Ganadería de la Sociedad Rural de Mercedes (Corrientes), durante años segundo en importancia en el país, después de la Rural de Palermo. Recién en la segunda mitad del Siglo XX la *pre-inmunización* logró nuevos avances, producto de estudios en las EEAA del INTA de Rafaela (Santa Fe) y Mercedes (Corrientes), y el método se puso al alcance de todos. La principal exigencia era recibir y aplicar las infestaciones artificiales manteniendo la cadena de frío en nitrógeno líquido, y en el menor tiempo posible, ya que con el pasar de los días reducía su efectividad. A falta de buenos toros, la *inseminación artificial* tuvo sus pioneros, una práctica que en un principio fue ejercida por pocos y las estancias tenían que esperar turno para la llegada del especialista, en los que se lograba celos estacionados y casi simultáneos, pero a partir de la década del 50 se difundió mucho y hasta los capataces y *peones punteros* realizaban el trabajo en los grandes establecimientos del noroeste como en todo el país, a lo sumo con la vigilancia del profesional veterinario cuando los resultados no fuesen satisfactorios.

El *tacto rectal* para el diagnóstico de preñez se generalizó en la misma época y con la eliminación de los vientres infértiles o enfermos, fueron elevándose los porcentajes de preñez y parición. Ayudó en gran parte la concientización de la importancia de la brucelosis y otras noxas caracterizadas por abortos. En un principio la *castración de vacas* de 9 y 10 años para el engorde final se hizo común, pero luego resultó más simple y menos oneroso engordar y vender a éstas con una preñez incipiente. *(Esta práctica facilitó la obtención en remates-ferias de vientres viejos Brahman y Nelore con preñez incipiente, vendidos gordos para carnicería en el norte de Corrientes y sur de Misiones pero adquiridos por pequeños productores que esperaban la probabilidad de una preñez y parición, permitió la obtención a precios accesibles de excelentes terneros, futuros mejoradores genéticos).*

Reminiscencias de la cría y engorde de porcinos - la Triquinellosis

La triquinellosis es una enfermedad parasitaria de importancia primaria como zoonosis, cuyo agente es *Trichinella spiralis,* un nematodo principalmente del intestino delgado canino, pero que también afecta a los felinos (gatos), caninos salvajes, ratas, castores, osos, zarigüeyas, liebres, morsas y hasta ballenas. Sus principales huéspedes en el circuito doméstico son los porcinos, la rata y el hombre, pero la triquinellosis se ha comunicado en más de 150 especies animales. La permanencia en el canal intestinal es de pocas semanas, pasando luego en estado larval a los músculos estriados donde puede permanecer enquistado durante años. El tejido muscular infestado consumido por el hombre u otro mamífero reinicia el ciclo.

La triquinellosis es esencialmente una infección de *predadores y presas* que en la vida silvestre animal circula entre los carnívoros (cánidos y felinos, por ejemplo), los que comen carroña (las ratas en los basurales, en la vida silvestre las hienas en Africa y en los omnívoros/carnívoros, además de los cerdos, de los osos y hasta algunos roedores). Se forma así una *cadena alimenticia* donde una misma especie actúa en vida como predador o se alimenta de carroña, para servir luego como presa o terminar como carroña cuando muere.

El riesgo como zoonosis se relaciona principalmente con la ingestión de carne de cerdo - o de oso en Alaska y en las estepas rusas - sin inspección veterinaria, o de los embutidos de las faenas domiciliarias e ilegales. Los tristemente famosos *chiqueros con cerdos* en las *quemas* de los basurales municipales de los pueblos del interior – crease o no, aún existen en la Argentina – o en muchas zonas rurales, del cerdo o cerdos criados y engordados en el fondo de las casas alimentados con sobras de comida, constituyen verdaderas *bombas de tiempo*. La estadística oficial señala que cada cerdo infestado faenado clandestinamente - o lo que gusta llamarse de *crianza y engorde casero* – origina un promedio de 18 enfermos humanos, pero la costumbre en muchos de estos casos de regalar algunos embutidos y chacinados entre los amigos y entenados, los empleados de los bancos, comerciantes del pueblo, personal de la intendencia municipal y la comisaría local, dispersaba mucho más la diseminación e incrementaba el recuento final de enfermos.

En porcinos, no puede olvidarse en este conglomerado de reminiscencias y recuerdos, la lucha desde tiempos inmemoriales contra esta parasitosis, pero la misma consistía básicamente en imponer el uso del *triquinoscopio* – por lo general un *servicio gratuito* en las veterinarias - actualmente de la *digestión artificial automática* en los frigoríficos de pequeñas muestras de carne, en especial de los pilares del diafragma, y la recomendación de adoptar medidas preventivas, inculcando la necesaria conciencia y el obligatorio examen de un mínimo de muestras. Con el correr de los años, el viejo pero útil triquinoscopio, fue reemplazado por un práctico test de Elisa.

Con los primeros fríos, era necesario evitar los enormes peligros de las *carneadas clandestinas domiciliarias* para la elaboración de *embutidos caseros*, que parecieran gozar de cierta preferencia en el paladar del consumidor, o al menos que tuviesen inspección sanitaria previa. Siendo una zoonosis, los periódicos episodios en el hombre son comunes en el otoño/invierno, algunos de proporciones importantes. Ingresando en el año 2015, fue diagnosticado un brote que alcanzó a 145 personas en Pehuajó (Bs. Aires), por ingestión de embutidos procedentes de una faena clandestina sin control. Años atrás, otro brote con un ribete hasta cómico ocurrió en Carlos Pellegrini en el límite entre Buenos Aires y La Pampa, cuando un productor repartió embutidos caseros sin control entre los empleados de los bancos, con la consecuencia que durante una semana aproximadamente tuvieron que bajar las cortinas. Todos los años se sigue observando la venta clandestina de embutidos y quesos *caseros* sin evidencia de procedencia ni control bromatológico, a la vera de las rutas de turismo, en las estaciones de servicio e incluso domiciliaria en los barrios. La situación actual no debería entonces, constituir una sorpresa. {*La impresión y no solamente una sensación es que, al igual que en tantas otras instancias, sobra la burocracia y falta de control del cumplimiento de la legislación sanitaria vigente, como también la periódica renovación en los medios de publicidad para la creación de la tan necesaria conciencia sanitaria*}.

Neosporosis

La Neosporosis es causada por el protozoario *Neospora caninum,* reconocida como una causa importante de abortos en bovinos. Durante muchos años fue erróneamente diagnosticada como *Toxoplasma gondii.*

Los abortos se producen entre el tercer mes y el final de la gestación, generalmente entre el 5° y 6°, pudiendo producirse en pocos animales o llegar hasta el 30% del rodeo. También se describe muerte perinatal y neonatal. No se conoce su presentación en la preñez temprana. La muerte fetal suela producir la reabsorción, momificación o expulsión del feto, pero habitualmente se llega a la parición y el ternero aparenta ser clínicamente normal, pero congénitamente está infectado. Solamente en algunos casos nace con diferentes grados de debilidad y signos neurológicos, como incoordinación, que en casos extremos llega a la ataxia.

La principal vía de contagio en bovinos es la trasplacentaria, de la vaca a su cría, y un bajo porcentaje puede sufrir de seroconversión, o infección por exposición postnatal, ingiriendo los ooquistes excretados en las heces de perros que contaminan los alimentos y el agua. La placenta expulsada por otra vaca es altamente contaminante. No se ha demostrado la transmisión horizontal mediante el toro. En general, las cuencas lecheras son las más afectadas.

Trichomoniasis y Campylobacteriosis

Incluidas entre las ETS (Enfermedades Transmitidas Sexualmente), la Campylobacteriosis (o Vibriosis) es una enfermedad venérea NO parasitaria producida por un germen gramnegativo y transmitido por el coito.

En cambio la Trichomoniasis, es una *enfermedad parasitaria* cuyo agente es la *Trichomonas faetus*, un protozoario. El toro enfermo transmite la enfermedad durante el coito.

Ambas enfermedades venéreas son causantes de infertilidad, con muerte del embrión, abortos y reducción de la fertilidad en la vaca. El toro se transforma en portador asintomático crónico cuando supera los 4 o 5 años. El diagnóstico se logra mediante raspaje doble y cultivo de muestras de toros en el preservicio, con 10 – 15 días de intervalo. Según Julio Caione (Laboratorio de Diagnóstico "9 de Julio"), con dos raspajes surge el 80% de los casos positivos de Trichomoniasis y 90% de los de Campylobacteriosis.

Actualmente la especificidad del cultivo de *Trichomonas faetus* es cuestionada por el desarrollo de otros protozoos como *Tetratrichomonas* spp., generando falsos positivos (Campero y Cobo, Premio Anual AAPAVET, 2004).

El control se logra con la eliminación de los toros positivos y la vacunación contra Campylobacteriosis, con dos dosis preservicio y revacunación anual.

La sarna ovina y bovina

En la vasta Patagonia causaba estragos económicos la sarna ovina (*Psoroptes ovis*), ecto-parasitosis que se conocía también en el sudeste de Buenos Aires y La Pampa, al igual aunque con considerable menor impacto, en las entonces importantes majadas de la Mesopotamia. Hasta hace unos años en la Patagonia y sudeste de Buenos Aires, y en menor número en Corrientes, se solía encontrar en ruinas largos bañaderos de 5.000 litros de capacidad con su particular estructura circular de ingreso, con el armado adjunto de un complejo sistema de hornos para el calentamiento del sulfuro de calcio 2% (*lime-sulphur* en inglés) y los restos de retorcidas cañerías para descargar el producto al baño.

Hoy la principal zona de cría de ovinos es la Patagonia Argentina, que incluye seis provincias – Chubut, Santa Cruz, Tierra del Fuego, Neuquén, Río Negro y la reciente inclusión de gran parte de La Pampa - en total 930.072 km², aproximadamente el 25 % del territorio nacional. Según el INDEC (Instituto Nacional de Estadística y Censos) en el año 2000 hubo una existencia de 9.720.000 ovinos, el 64% del total en el país, que alcanzaba solamente 13.562.000 cabezas. Una realidad llamativa como alarmante, si se comparan estos datos con la existencia nacional de 47M en 1964, con 17M (35%) en la Patagonia. Fiel reflejo de los constantes avatares de los mercados nacionales e internacionales, en especial con respecto a los requerimientos de la industria de la lana y del cuero, y en segundo grado de importancia, el escaso consumo local de carne ovina y la disminución de la exportación de corderos a Gran Bretaña.

Debe admitirse sin embargo que muchos otros factores han influenciado en la reducción de las majadas en la Argentina. En la Patagonia, productora de lana por excelencia, se pueden mencionar el escaso incentivo económico por la sobreoferta de esta materia prima proveniente de las enormes majadas de Australia, y la menor demanda mundial de lana por el creciente empleo de tejidos sintéticos y cueros sustitutos en la industria. Para diezmar las majadas se unieron también las condiciones climáticas particularmente adversas durante varios años, la muy preocupante e implacable desertificación y hasta la erupción de volcanes – caso el Hudson en el vecino Chile – con sus devastadoras lluvias de cenizas. Como corolario, los periódicos incendios pastorales como los recientes registrados en los últimos años en La Pampa, también tuvieron su participación.

En las restantes áreas ovinas de la Argentina y fuera ya de las provincias patagónicas, el persistente y hasta despiadado avance de la agricultura, primero sobre la ganadería bovina y de ésta sobre las tierras más marginales otrora vez relegados para ovinos, significó una marcada reducción y en muchos casos la desaparición de las grandes majadas del sudeste de Buenos Aires y del centro y sur de Corrientes en la Mesopotamia. El saldo de este movimiento fue el censo total señalado del INDEC a comienzos de este siglo de solamente 13.5M en total – en los últimos años hubo un incremento pero lento – donde el 64% (9.720.000) se criaban en la Patagonia, mientras la Mesopotamia (Corrientes y Entre Ríos) sumaba solamente 1.4M (10.5%) y en el sudeste de Buenos Aires apenas 1,7M (12.8%), en buena parte en pequeñas majadas de consumo en las estancias. Lejos quedaba el recuerdo de las enormes majadas en estas áreas entre 1950 y 1980.

La principal causa de sarna ovina es la especie *Psoroptes ovis*, que produce la denominada sarna psoróptica, la más común y temible por los daños ocasionados. La sarna sarcóptica en cambio, es producida por *Sarcoptes scabiei*, var. *ovis*, siendo poco frecuente en Argentina. Las lesiones se circunscriben a las partes del cuerpo del animal sin lana, como cara y entrepierna, y en el carnero el escroto. La denominada sarna australiana o psorergátida es producida por *Psorergates ovis*, y lleva el nombre común por haber sido introducida a la Patagonia con las primeras importaciones de Merino Australiano. Otras especies productoras de sarna, pero sin gran importancia, son *Chorioptes ovis*, la sarna corióptica, y la sarna demodécica, cuyo agente es *Demodex ovis*.

P. ovis se alimenta de lípidos, compuestos grasos provenientes de la linfa, parte del plasma sanguíneo que atraviesa los vasos capilares y se difunde por los tejidos. Como la alimentación excluye la sangre, los ácaros no tienen una tinción rojiza. Los quelíceros no están desarrollados en esta especie para el corte de la piel intacta, y sirven junto a los palpos para aprehender el alimento, estando el aparato bucal adaptado para la succión y lamido. En definitiva, no horodan la epidermis cutánea ni producen galerías. En cambio, las hembras de *Psororptes scabiei*, var. *ovis*, se alimentan de linfa y fluido celular durante la excavación de galerías, pero tampoco ingieren sangre.

En vacunos, la sarna bovina (*Psoroptes bovis*), es un parásito habitual en el otoño e invierno, especialmente en novillos de invernada en la Pampa Húmeda. Anualmente y con los primeros fríos, el ataque a veces masivo de sarna causa intenso prurito y lamido, afectando el estado general del rodeo y el atraso en la terminación del engorde de los novillos. Ante la posibilidad de nuevos y efectivos tratamientos, su presencia "afea" el lote y es considerado un signo de desidia, siendo objeto de rechazo por los compradores.

Los piojos de ovinos y bovinos.

En los ovinos, la infestación por piojos – pediculosis o phthriasis – es frecuentemente de importancia clínica. La *piojera* es producida por una especie masticador, *Damalinia ovis*, y dos piojos chupadores, *Linognathus ovillus* o piojo azul de la cabeza – en menor grado del cuerpo – y *Linognathus pedalis* o piojo de las patas, de menor tamaño, hallado con más frecuencia en los miembros posteriores y en la región de la entrepierna.

D. ovis se diferencia fácilmente por su cabeza ancha – en la Pampa Húmeda el personal de campo dice que es *carretilludo,* como el gato macho - y se encuentra diseminado entre el vellón de todo el cuerpo, aunque con cierta preferencia en el lomo, costillar y flancos. El número no suele superar entre 50 y 100 ejemplares, pero en condiciones favorables, se producen *explosiones* masivas llegando a contar cifras mucho más altas. Es de color marrón-amarillento oscuro, con bandas más oscuras atravesando el abdomen. Mide aproximadamente 2 mm de largo, pero sobresale en el fondo blanco de la lana y aparenta ser más grande. Al apartar la lana, se desplaza rápidamente. Su aparato bucal está adaptado para masticar, alimentándose de fragmentos de queratina de las hebras de lana.

Las dos especies de Anoplura o piojos chupadores, poseen la cabeza chica y puntiaguda, con el aparato bucal perfeccionado para perforar la piel y alimentarse con linfa y sangre.

Para el tratamiento de los piojos las lactonas macrocíclicas no son efectivas frente al piojo chupador, controlando en el mejor de los casos un 50 – 60% de la población presente, pero alcanzan el 100% de las especies chupadoras. En infestaciones mixtas, el uso de las avermectinas pareciera que exacerbara la infestación del masticador, al quedar sin competencia. Este hecho se nota con gran claridad en igual situación en bovinos.

En bovinos, *Damalinia bovis,* conocido también como *Bovicola bovis*, piojo masticador o malófago es de frecuente diagnóstico en toda la Pampa Húmeda, y de habitual hallazgo en otoño e invierno, especialmente en novillos en engorde. Los bovinos son también afectados por tres especies de piojos picadores, *Haematopinus eurysternus,* o piojo azul de la cabeza de mayor tamaño – 3 a 5 mm – *Solenopotes capillatus,* en la cabeza, hombros, lomo y cola, y *Linognatus vituli,* también de color azul, que parasita la cabeza, el pecho y alrededor de la cola, como también infestando la cola misma.

La búsqueda de los piojos en el vacuno es a veces difícil y engorroso, por los movimientos de la piel y hasta del animal, recomendando la búsqueda entre los pelos de la cola, que se puede sujetar relativamente quieta sobre el borde de la manga.

Anualmente y con los primeros fríos el ataque a veces masiva causa a los animales intenso prurito, manifestado con lamidos del aún largo pelo invernal, visible a simple vista y a distancia, afectando el estado general del rodeo que nervioso se alimenta menos, produciendo serios atrasos en el engorde y terminación.

Cestodiosis, o infección por tenias

Las tenias son *cestodes,* helmintos hermafroditas endoparasitarios, con el cuerpo en forma de cinta y carentes de cavidad corporal y tubo digestivo. El cuerpo consta de una cabeza o *escólice*, seguida de una porción corta sin segmentar o *cuello* y el resto del cuerpo formado por segmentos o *proglótidos,* más anchos que largos, separados por constricciones transversales. Cada proglótido contiene los órganos sexuales, y los últimos contienen gran cantidad de huevos y cuando maduran, se desprenden estos segmentos para llegar al exterior con la materia fecal.

En los ovinos de la Argentina se encuentra tres especies de tenias, dos en el intestino delgado y la tercera en el intestino delgado, conductos biliares y pancreáticos. El primer grupo incluye a *Monienzia expansa* - que mide hasta 6 m de largo por 1.6 cm de ancho - y *Monienzia benedeni,* mucho menos frecuente en ovinos y más común en bovinos, de 3 a 4 m de largo, pero más ancho que el anterior, hasta 2.6 cm. Las dos especies se diferencian también por la presencia de una línea de pequeñas glándulas en relieve en el borde interior de cada proglótido, que abarca todo el ancho en *M.expansa* y sólo el tercio central en *M.benedeni.* Ambas especies poseen cuatro ventosas en el escólice, mediante los cuales se prenden a la pared de su hábitat.

El tercer parásito de este grupo de cestodes es *Thysanosoma actiniodes,* conocida como *tenia festoneada,* por presentar flecos en el borde posterior de los proglótidos. Mide entre 15 y 40 cm de largo por 5 a 7 mm de ancho, siendo su hábitat el intestino delgado, los conductos biliares del hígado y los pancreáticos. Es sumamente abundante, encontrándose en 100% de 100 ovinos faenados en San Carlos de Bariloche (Led *et al,* 1979), con un promedio de 35.5 ejemplares por animal.

El ciclo biológico de las tenias es muy particular, necesitando un hospedador intermediario, en el caso de *Monienzia* spp identificado como un pequeño ácaro oribátido que se encuentra en el suelo o ligeramente enterrado bajo la capa superficial, o entre los estratos inferiores de la vegetación. Los huevos de las tenias, eliminados en los proglótidos maduros y que se liberan al desecarse éstos en el suelo, son ingeridos por los ácaros, que a su vez son deglutidos accidentalmente por los ovinos junto a su ingesta al pastar.

El ciclo dentro del ácaro es largo, entre 2 y 4 meses, y se desarrolla hasta alcanzar el estadio de *cisticercoide infectante,* que se cumple con temperaturas de entre 20 y 25°C, en un período de hasta 6 meses. Los huevos a su vez, dentro del oribátido, poseen una longevidad de 1 a 1.5 años, tiempo que hace más probable su ingestión por el ovino y completar así el ciclo biológico.

Se han identificado más de 70 especies de ácaros oribátidos como intermediarios de *M. expansa* y otras 43 especies para *M.benedeni* (Denegri, UNMdelPlata, 2001). No son de fácil hallazgo por su pequeño tamaño y vivir mayormente enterrados en el suelo entre 3 a 20 cm de la superficie. Emergen durante el atardecer o en la madrugada para alimentarse, horario que coincide con las horas en las cuales pastan los ovinos. Su mayor concentración es en la primavera y comienzos del verano.

En el caso de *Thysanosoma actiniodes* se desconoce con exactitud él o los hospedadores intermediarios y el ciclo biológico sigue siendo un enigma parasitológico.

En el diagnóstico parasitológico en suspensiones en materia fecal, los huevos de *Moniezia* spp vistos al microscopio son triangulares, a veces cuadrangulares y se hallan libres, mientras de *T. actiniodes,* de formas similares irregulares, están encapsuladas.

A pesar de hallarse en cantidad en corderos y borregos y de ser inculpados por los productores de ocasionar pérdidas por alguna diarrea y desnutrición, pérdida de peso y hasta marcado atraso en el engorde y terminación, existe marcado consenso profesional que estos cestodes no son patógenos y salvo algún trastorno digestivo por su número, no merecen importancia. La mayor pérdida económica es por la presencia de *Thysanosoma actiniodes* en los conductos biliares, que es causa del decomiso de los hígados en las plantas de faena, por una razón de estética.

La miasis por el díptero Cochliomyia hominivorax, o "screw-worm" en países de habla inglesa

La miasis o *bichera* o "gusano barrenador", en el medio rural se habla del animal *abichado* - especialmente en las provincias de clima tropical y subtropical, es producida por larvas de la mosca *Cochliomyia hominivorax.* En la post-esquila y descole de ovinos y la castración y descorne de terneros, obligaba adecuar estos trabajos rurales en el calendario, no obstante lo cual la curación diaria de los animales tras estas tareas, como también la miasis de ombligo de los terneros en plena parición primaveral, constituía una permanente y pesada tarea rural. Se contaba solamente con polvos de dudosa eficacia para eliminar las larvas instaladas profundamente en galerías dentro de las heridas, de escasa prevención ante nuevos ataques de las moscas atraídas por la sangre y el desagradable olor de la herida. Los animales afectados acostumbraban apartarse del grueso del rodeo y permanecer escondidos en el monte espeso o pastizales altos, siendo admirable la capacidad del personal de hallarlos y recordar cada ternero curado un par de días antes. No obstante, para empeorar el cuadro, acostumbraban *excavar* en la herida con un palillo, en el *intento* de eliminar todas las larvas de las profundas y retorcidas galerías que éstas horadaban, práctica que producía indefectiblemente pérdidas de sangre que atraía nuevos ataques de las moscas y consiguientes miasis, agrandándose el tamaño de las heridas hasta alcanzar la categoría de verdaderas cavernas.

Otras miasis

En ovinos y caprinos, a veces en el hombre, de todo el país, es de cierta magnitud la infestación por *Oestrus ovis,* o productora de la miasis de los senos nasales. No afecta al bovino. Es frecuente en las provincias patagónicas, en especial en la primavera y el verano, los meses de elevado calor y mayor humedad, y es activo especialmente a mediodía, con sol fuerte. Es una especie grande, midiendo 11 a 15 mm de largo, con manchas negras en el abdomen, cubierto de pelos cortos marrones. El aparato bucal es rudimentario, no se alimenta. Tiene la particularidad que es ovovivípara, es decir que coloca en lugar de huevos, larvas del primer estadio. Una vez fecundada la hembra, revoletea cerca de las fosas nasales del ovino y posa a la entrada de éstas, y en breves segundos coloca cada vez hasta 25 larvas. En total cada mosca produce hasta 500 larvas en poco más de una semana.

El ataque de la mosca hace que los ovinos se agrupan con las cabezas gachas hacia el centro de un círculo cerrado, intentando evitar la agresión. Cuando las larvas han llegado hasta los senos nasales, el animal parasitado tiene frecuentes y fuertes estornudos, formándose un exudado mucopurulento permanente y muy característico. Es común que el ovino fuertemente infestado exteriorice la parasitación caminando en círculos cerrados, sacudiendo la cabeza. No come y pierde estado, que mejora cuando las larvas cumplen su ciclo y son finalmente expelidas.

La miasis del vellón de los ovinos, o *miasis facultativa* u *oportunista,* es producida por *Lucila cuprina* y en menor grado por *Lucila sericata,* las denominadas *moscas verdes* de vuelo lento y molesto que suelen invadir las casas y buscan depositar sus huevos en racimos sobre cualquier alimento cárneo sin tapar o en los desperdicios de cocina.

En los ovinos la enfermedad es específica del vellón, entrepierna y prepucio. Las moscas que en condiciones normales depositan sus huevos en la materia fecal o en los tejidos putrefactos de cadáveres, en condiciones de altas temperaturas y elevada humedad, son atraídos por el fuerte olor del vellón húmedo por las lluvias, la tierra mojada o por estar con orina y materia fecal, situaciones en los cuales las moscas del vellón depositan sus huevos sobre el animal. La *bichera* formada logra horodar la superficie de la piel y producir muertes. El olor muy particular, penetrante, percude el área y alcanza a percibirse a varios metros de distancia. En inglés, la enfermedad se conoce como *"strike"*.

La garrapata espinosa de la oreja Otobius megnini

La garrapata espinosa de la oreja es un artrópodo de la familia Argasidae, o garrapatas *blandas*. Se diferencian de los Ixodidae, o garrapatas *duras*, cuyo ejemplo es *Rhipicephalus microplus*, la garrapata común del vacuno. *Otobius megnini* no posee una placa o caparazón coriácea, el tegumento superior es blando y las piezas bucales se ubican en la cara ventral de las ninfas y adultos, aunque en este último estadio se encuentran atrofiadas.

Afecta a los bovinos, ovinos, caprinos, caninos, ñandú – el avestruz americano – y a veces al hombre. Es más frecuente en las zonas áridas del oeste y sur de la Provincia de La Pampa, oeste del Chaco y ocasionalmente en Santiago del Estero.

Las hembras colocan sus huevos fuera del hospedador, debajo de una piedra o la corteza de un árbol, o lugares similares protegidos del sol directo. Trabajando para las NN.UU. en el valle central de Cochabamba (Bolivia), en un programa de sanidad animal, describí *O.megnini* en racimos adheridos a la piel en el pliegue anal debajo de la cola, de vacas lecheras estabuladas. Las larvas eclosionan y buscan a un nuevo hospedador, pero poseen una gran capacidad de supervivencia - que alcanza hasta 6 meses – hallado el cual se trepan y llegan hasta el pabellón auricular. Allí se alimentan con linfa y sangre durante 5 semanas y crecen hasta alcanzar 4 mm de largo y mudan a ninfa 1 y 2. Las larvas y los dos estadios ninfales, que ya poseen 4 pares de patas, se localizan preferentemente en la cara interna profunda del pabellón auricular donde permanecen invisibles a simple vista, debiéndose abrir manualmente el pabellón y extraer el cerumen del meato profundo con una fina cuchara o palillo, encontrándose a los distintos estadios en una masa blanda junto a restos de sangre y deyecciones.

Ambas ninfas tienen el tegumento dorsal cubierto de formaciones espinosas largas, por lo cual surge la denominación de *garrapata espinosa*. Las ninfas de estadio 2 – de unos 8 mm de largo y color ligeramente verdoso – se desprenden finalmente del meato auricular y buscan un escondrijo a reparo de la luz solar directo, mudan a adulto y se aparean. Cada hembra en un término de 5 a 6 meses deposita entre 500 y 1500 huevos, que en 2 semanas en verano y hasta 8 en invierno, eclosionan y nacen las diminutas larvas de apenas 0.5 mm de largo y 3 pares de patas, y buscan el hospedador definitivo. Curiosamente, el período de postura puede extenderse hasta más de 2 años.

Las lesiones producidas por *O.megnini* no suelen ser cuantiosas. Las cargas masivas son irritantes y los animales parasitados muestran movimientos nerviosos de la cabeza y orejas, o frotan la cabeza contra objetos. Ocasionalmente se producen lesiones sangrantes, que atraen moscas y se agravan por una miasis por *Cochliomyia hominivorax*.

El Mal Seco de los equinos

El denominada *Mal Seco de los Equinos* solía diezmar las tropillas en los valles de la pre-cordillera y en las estancias de la costa atlántica patagónica, entidad parasitaria conocida y estudiada por los veterinarios incorporados a Gendarmería Nacional y apostados en destacamentos de frontera. Conocido hacía décadas, era de esquiva etiología – se atribuía a carencia de ciertos minerales, intoxicaciones por plantas tóxicas, entre otras noxas - y carente de tratamiento eficaz hasta 1986, cuando se describió en Río Gallegos (Bulman *et* al) tras un seguimiento de tres años, con innumerables necropsias, la particular acción de los pequeños estróngilos o *Cyathostominae* y la eficaz acción de la ivermectina y luego de otros lactonas macrocíclicas.

También en la patología parasitaria equina, eran frecuentes los cuadros producidos por los *grandes estróngilos*, ejemplo las larvas de *Strongylus vulgaris*, que en su paso por la arteria mesentérica anterior, destrozaban la túnica íntima del vaso sanguíneo. Se conocieron por primera vez excelentes radiografías del ciclo de este parásito, provenientes de estudios en los EE.UU., que revelaban con admirable claridad a las citadas lesiones.

La Fasciola hepatica, o "saguaype"

La fasciolasis es la parasitosis por *Fasciola hepatica*, un trematodo introducida al país en 1888 con reproductores ovinos importados desde Europa, muy posiblemente por las grandes estancias propiedad de empresas inglesas y australianas, azotaba los ovinos y vacunos de los valles de la pre-cordillera sur, determinadas áreas de sierras de Buenos Aires (de la Ventana, Azul y Tandil), y en la Mesopotamia (Entre Ríos y Corrientes). El parásito es conocido en gran parte del país como *saguaype*, voz guaraní que significa *gusano chato,* pero según Fermín Olaechea (INTA, SC de Bariloche) recibe también el nombre de *palomilla del hígado, corrocho* y *chonchaco*, según la provincia o región. La lesión hepática en el ovino es grave pero casi asintomática en el vacuno. Cada trematodo adulto puede producir 20.000 huevos por día. El ciclo es complicado y precisa la presencia del pequeño caracol anfibio *Lymnea viatrix*, cuyo hábitat requiere corrientes lentas de agua de poca profundidad.

El tratamiento es orientado por un lado hacia la limpieza de las áreas infestadas con el caracol con sulfato de cobre, que actúa como molusquicida, realizando drenajes con el cercado de áreas infestadas y en lo posible imponiendo restricciones al acceso del ganado, y el tratamiento de las majadas y vacunos con albendasol, clorsulon (una sulfonamida), closantel, rafoxanide y triclabendasol, el más eficiente, aun cuando a fines del siglo pasado, fueron descritos episodios de resistencia desde el INTA de San Carlos de Bariloche. La fasciolasis afecta ocasionalmente al hombre, constituyendo por ende una zoonosis, inculpándose la ingestión de plantas semi-acuáticas regadas con agua contaminada con metacercarias. Como una curiosidad, se recuerda un episodio grave hace varias décadas en colonias de *hippies* acampando en la zona de El Bolsón (Río Negro), que cultivaban su propio berro regadas en aguas contaminadas. Para algunos parasitólogos, la fasciolasis constituía una enfermedad parasitaria en retroceso, pero los cambios en la explotación ganadera, reduciendo las áreas de pastoreo ante el avance de la agricultura, hizo que se replanteara el enfoque calificándose como enfermedad Reemergente.

Protozoarios en terneros

Entre los protozoarios intestinales, los coccidios patógenos *Eimeria zurnii* y *Eimeria bovis* son importantes en la patología parasitaria de los terneros en su primera etapa de vida. La alta contaminación de los espacios para la cría artificial de los terneros – las *guacheras* - en establecimientos productoras de leche – conocidos en Argentina como *tambos* – cobran su cuota de pérdidas medida en diarreas profusas y generalmente rebeldes a los medicamentos, disminución del estado general, mano de obra recargada, costo de tratamiento y frecuentes infecciones bacterianas secundarias. Debe valorarse que en muchos casos el manejo de las *guacheras* es deficiente, desde la alimentación hasta el medio en que se mantienen. La terminación de los *guachos* desmejorados es tardía – su aspecto es característico, un animal con pelo sin brillo y deslucido, y vientre abultado, denominados *panzón* o *guacho* - es complicada al menos en la primera etapa de la recría.

En los pocos establecimientos lecheros de la cuenca de Chascomús (Buenos Aires) que aún conservan el ternero al pie de la vaca en ordeñe y en muchos de los cuales se aferran al superada ordeñe manual, la incidencia es también alta (J. R. Romero, CEDIVE).

La hidatidosis-echinococcosis en la Patagonia. Su presencia en Formosa.

La hidatidosis ocupa un espacio importante en las parasitosis de la Patagonia, aunque se halla presente en todo el país. La denominada Patagonia abarca un total de 5 provincias, y descontando La Pampa que es a veces incluida, cubre una superficie de 787.054 km^2 con una población - datos del INDEC en 2003 – de apenas 1.838.000 habitantes. Numerosas especies de herbívoros y omnívoros pueden funcionar como hospederos intermediarios de la hidatidosis. Entre los animales domésticos del sector ganadero se encuentra al ovino, caprino, bovino, porcino, equino y entre los silvestres al guanaco y la liebre patagónica o mara (*Dolichotis patagonum*). El hombre es un hospedero intermediario accidental, que no continúa el ciclo. El perro es el principal hospedero definitivo y los zorros grises y colorados podrían estar involucrados en el ciclo silvestre. En esta región del país existen aproximadamente 14M hospederos susceptibles y 150.000 definitivos de contraer hidatidosis.

Echinococcus granulosus es la única especie del parásito detectado en la Patagonia, existiendo no menos de tres cepas de la misma, a saber: Oveja común (G1), Cerdo (G7) y Camello (G6). La cepa ovina es el de mayor importancia epidemiológica. La presencia de distintas cepas tiene implicancias epidemiológicas, debido a que podría afectarse la transmisión y el control de la patología. Los hidatólogos reconocen cuatro especies del género *Echinococcus. E. granulosus* (Batsch, 1786), *E. multilocularis* (Leuckart, 1863), *E. oligathrus* (Diesing, 1863) y *E. vogeli* (Rausch y Berstein, 1972). Taxonómicamente exhiben características que permite distinguirlos, tanto en el estadio adulto como en el larvario (metacestode), y las cuatro especies pueden producir echinococcosis en el hombre. *E. granulosus, E. oligarthrus* y *E. vogeli* son la causa de la echinococcosis en América Central y del Sur, originando la echinococcosis quística el primero y la poliquística los otros dos. En cambio, *E. multilocularis* origina la echinococcosis alveolar y sólo está presente en Eurasia.

E. granulosus es un pequeño parásito chato - mide de 3 a 6 mm de longitud - perteneciente a la Clase Cestoda. Recién en 1948 bajo la dirección del Profesor Raúl Martín Mendy se desarrolló la primera campaña de profilaxis de la hidatidosis en la Patagonia, empleando bromhidrato de arecolina oral y diagnóstico en 192 concentraciones caninas y educación sanitaria a la población. En las provincias de Neuquén en 1970 bajo la conducción de Omar de Zabaleta, y de Tierra del Fuego en 1975 con la dirección de Adrián Bitsch, ambos médicos veterinarios, se iniciaron programas de control que sirvieron luego de modelos para el resto del país. A partir de la década de 1980 los veterinarios Edmundo Larrieu, Jorge Iriarte y Eloisa Bona iniciaron los programas en las provincias de Río Negro, del Chubut y Santa Cruz, respectivamente.

Fue combatido durante muchos años con desparasitaciones orales en concentraciones caninas, originalmente con bromhidrato de arecolina, y más recientemente a partir de 1975 con praziquantel, junto al enorme esfuerzo en educación sanitaria en las aulas, pegatinas de afiches y reparto de folletos en los lugares públicos, en el intento de alertar a la población rural y evitar la transmisión de esta zoonosis. Imponer la prohibición de alimentar a los perros con las menudencias ovinas crudas en las faenas rurales, costó años de trabajo. Inculcar en el *puestero* que con solo hervirlas estas menudencias podían ser usadas como alimento, también costó un enorme esfuerzo en personal y económico. Se tendría la impresión que lograr los objetivos siempre fue una tarea *cuesta arriba* y que las campañas fuesen recibidas con cierta indiferencia por la población rural.   Anualmente el número de pacientes humanos afectados con quistes hidatídicos y sometidos a extirpación quirúrgica, y según la localización con pronóstico de sobrevida variable, llenó extensos informes y archivos médicos.

La Ley Nacional de Profilaxis de la Hidatidosis, la ley Federal Sanitaria de Carnes, el Manual de Procedimientos para el Control de la Hidatidosis en la República Argentina, las leyes provinciales que poseen todas las provincias patagónicas y las numerosas ordenanzas municipales, dan marco legal y técnico a las acciones de los programas de control.

En Neuquén la prevalencia echinococcósica canina promediaba el 28% en el año 1972. Desde 1999 la tasa se mantuvo con valores próximos al 1%, mientras en ganado bovino la prevalencia tuvo un descenso equivalente. Con relación a los casos humanos se comenzó con 5500 x 100.000 en 1972, y se mantiene por debajo de los 25 casos cada 100.000 habitantes desde 1995.

En Río Negro la prevalencia echinococcósica canina alcanzaba el 41% en 1980, para ubicarse en el 1.8% en el año 2001. La brusca disminución de la prevalencia es posterior a la aplicación del tenicida *praziquantel*. En ovinos, hubo una importante disminución de la prevalencia en el mismo período, registrándose 61% en 1980 y 10.2% en el 2001. Los casos nuevos diagnosticados en el hombre alcanzaron 1833, en el período 1989/1998.

En Chubut, en 1984 la prevalencia echinococcósica canina en las áreas rurales llegaba al 70%, mientras que en las áreas urbanas y suburbanas tenía un rango del 0 al 48%. Según datos de los mataderos oficiales con control sanitario, la prevalencia se ubicaba por encima del 25%, llegando al 60% en la región cordillerana. En el 2001, la prevalencia de echinococcosis canina se encontró en la gran mayoría de los departamentos provinciales por debajo del 3%, con algunas zonas del 6%. La prevalencia hidatídica ovina se ubicaba entre el 0% y el 10%, según el origen de las tropas faenadas. La tasa de casos quirúrgicos en el hombre fue de 7 cada 100.000 habitantes.

Por último, en Tierra del Fuego, las acciones de control de faena en las estancias se iniciaron en 1976, con una infección ovina del 50%. En el 2001, alcanzó el 2.5%. En 1979 se había comprobado que el 90% de los propietarios de perros tenían algún canino parasitado por *Echinococcus granulosus*, reduciéndose en 2001 a entre 1.8% y 2.5%. La prevalencia hidatídica humana según estudios catastrales de búsqueda de portadores asintomáticos realizados en 2002, fue del 0.21%.

En las provincias de Corrientes, Misiones y norte de Entre Ríos, otrora región importante de cría ovina, todos los años se atendían pacientes diagnosticados con quistes en centros médicos en Corrientes (Capital) y Mercedes, y en Concordia (Entre Ríos). En Mercedes, el Dr. Juan C. Paiz reportó 118 casos operados en los 12 años entre 1990 y 2002. En Concordia, el Dr. A. Schatz, del Hospital Felipe Heras, informó que en los últimos 10 años (1992 – 2002) se registró un promedio de 10 casos quirúrgicos/año en centros médicos de esa ciudad, en el cual el 80% correspondieron a localizaciones hepáticas y el restante 20% a localizaciones pulmonares. La estadística de la presencia de quistes hidatídicos en los frigoríficos de las tres provincias se refiere a bovinos, ya que la faena de ovinos se realiza en establecimientos rurales y periurbanos, sin control veterinario.

Otra región de importancia con alta presencia de huevos del parásito canino hasta en los areneros para jugar de los chicos, en las plazas de la ciudad balnearia de Mar del Plata. En el sudeste de la provincia de Buenos Aires, durante muchos años gran productor de ovinos, también se indicó una significativa presencia de hidatidosis/echinococcosis.

La enfermedad en el hombre tiene un destino quirúrgico en la mayoría de los casos, aunque hace más de tres décadas que se vienen utilizando alternativas terapéuticas como la quimioterapia, PAIR, PA, escolicidas y otras que han abierto interesantes expectativas para mejorar el pronóstico del paciente hidatídico. En muchos casos de ubicación de él o los quistes de difícil acceso, la reducción de tamaño logrado ha evitado el abordaje quirúrgico, en estos casos siempre de riesgo elevado.

Recién en 1982 se estableció su presencia en Formosa, en el 2,9% de 2171 bovinos faenados en el Matadero Municipal de Las Lomitas, al oeste de aquella provincia, y en 3 perros de 74 (4,05%) de dos establecimientos (10,53%) de 19 evaluados en un área de 1250 km2. En 1984 mediante el estudio sero-epidemiológico empleando la Doble Difusión Arco 5 (DDS) en 1018 conscriptos de la clase 1964 y 1965 (Regimiento 29 de Infantería de Monte, con sede en Formosa (Capital)), no se detectaron casos positivos. En el mismo estudio se recopiló la información estadística de 9 mataderos municipales y 1 Frigorífico Regional con control veterinario, determinando la fertilidad y viabilidad de los protoescólices de 71 quistes hidatídicos de 32 bovinos (Monzón y Mancebo). En 1988 se denunciaron 2 casos de hidatidosis en el hombre y otros 3 en 1996, significando un riesgo del 12.8 por 100.000 habitantes en el área rural. La provincia registra también 2 casos de mortalidad por hidatidosis en 1988 y 1993, equivalente a una tasa de 5.1 por 100.000 habitantes del área rural, o de 4.1 por millón de habitantes en el total provincial. Ninguno de estos diagnósticos tiene confirmación por métodos inmunológicos, molecular o anatomía patológica.

En 2006, con métodos convencionales y nueva tecnología de sensibilidad y precisión desarrollada en el Instituto Nacional de Microbiología Dr. Carlos G. Malbrán (ANLIS), ubicado en Buenos Aires, se identificó un foco en un área del centro-oeste de la provincia y se pudo inferir la situación epidemiológica de la hidatidosis, alcanzando el diagnóstico especie-específico de *E. granulosus* (especificidad) y mediante el mejoramiento de la performance, la secuencia del gen mitocondrial CO1 de los aislamientos analizados, confirmando la presencia de la cepa vaca (genotipo G5). La parasitosis fue identificada en 2 bovinos de faena, en un caprino de 430 faenados en el medio rural y en 3 caninos hallados en el matadero municipal de Ibarreta y sus proximidades. El trabajo fue premiado en la 1ª. Jornada Nacional de Ectoparasitología Veterinaria, organizada por AAPAVET y la Facultad de Ciencias Veterinarias, UNNE, Corrientes.

Haciendo historia, la hidatidosis/echinococcosis es conocida en Argentina desde las últimas décadas del siglo XIX - posiblemente introducido con los perros mascotas en los barcos balleneros - y aunque los intentos oficiales de controlar esta antropozoonosis se remontan al año 1906, recién en 1948 comenzó una nueva era de lucha que permitió grandes avances. Es de destacar la labor de la Asociación Internacional de Hidatidología (filial Argentina) desde 1941 y la creación de entidades estatales de lucha en las provincias afectadas. También es para recalcar a lo largo de los años, la participación del Instituto Malbrán, particularmente de su grupo técnico, liderado por Eduardo Guarnera, en el rubro de diagnóstico. En 2002, se publicó la excelente obra "Situación de la Hidatidosis-Echinococcosis en la República Argentina" (244 fojas, con el aporte de 60 autores nacionales e internacionales), de Guillermo Denegri *et al* (UMdelPlata), que contó con el respaldo técnico de AAPAVET y el enorme esfuerzo económico de Biogénesis SA.

El ciclo perro-ovino está instalado en todo el territorio del país. El ovino es considerado el HI – hospedador intermediario – más importante debido a su distribución, sus hábitos de pastoreo, la forma de recolectar el forraje, la frecuencia de la parasitación y que es faenado para el consumo doméstico, sin control veterinario. Incide también la fertilidad de sus quistes y la necesidad de contar con perros para su manejo y cuidado. En las regiones donde el caprino reemplaza al ovino y forma parte de una economía de *subsistencia*, se instala el ciclo perro-caprino. El pastoreo a campo abierto, encierre nocturno y el sistema pastoril de veranada-invernada, caracteriza su manejo.

En la Patagonia, la cría de bovinos está en aumento. Sin embargo, debido a la baja fertilidad de sus quistes y la escasa faena domiciliaria de ganado adulto, su papel epidemiológico es de menor importancia. Los bovinos son considerados malos hospedadores, desde el punto de vista de la continuidad del ciclo del parásito.

Los animales silvestres susceptibles de participar del ciclo de la hidatidosis viven en el mismo ambiente de los animales domésticos. El zorro gris y el colorado de mucho mayor tamaño y muy dañino en las majadas – ambos son especies autóctonas – siendo animales carnívoros, incluyen en sus dietas hospedadores intermediarios domésticos y silvestres, por lo que pueden ingerir protoescólices. El zorro colorado es cazador, mientras el gris, cuando se alimenta de HI, son animales muertos en forma natural o predados por otros carnívoros. Por esta razón en los zorros grises habría mayores posibilidades de llegar al hígado y/o pulmón y en consecuencia de infectarse con *E. granulosus.*

Otros parásitos

Una curiosidad parasitaria del intestino delgado de cerdos es el acantocéfalo de cabeza espinosa *Macrocanthoryncus hirudinaceus*, muy frecuente en ejemplares criados a campo que al hozar desentierran y devoran los estadios larvarios de varios escarabajos, huéspedes intermediarios en el ciclo. Cuando los cerdos pasaron a criarse en *pistas* con piso de cemento, el parásito dejó de ser un frecuente hallazgo de faena. Pero quizás lo más curioso y anecdótico era que para interrumpir la cadena biológica evitando que el cerdo hozara en la búsqueda de estas larvas, el criador acostumbraba atravesar un alambre grueso retorcido por el borde del cartílago superior del hocico, que *supuestamente* suprimía el hábito por el dolor causado.

Otro ecto-parásito frecuente hasta mediados del siglo pasado era *Tunga penetrans,* una pequeña pulga del orden Siphonaptera, que afecta tanto al hombre como a los perros. Cosmopolita, el *pique* es conocido desde tiempos remotos, siendo conocido hasta en las Sagradas Escrituras. En la mesopotamia argentina se la conoce como *niguá o pique,* en la Pampa Húmeda como *tunga,* y en Brasil como *bicho-do-pé.* A mediados del siglo pasado esta pequeña pulga, la más chica en tamaño, era un parásito común en suelos arenosos y húmedos de zonas tropicales y sub-tropicales, tanto en los perros como el hombre, hallándose la hembra incrustada bajo la piel y uñas del pie o pata, según el huésped, de donde necesitaba ser extraída quirúrgicamente. Se han publicado trabajos sobre la gran infestación de pobladores en la Isla del Cerrito, antiguo leprosario frente a Corrientes, cuando por desconocimiento aún se recluían a los enfermos de lepra por temor al contagio. Personalmente, he conocido la *tungiasis* afectando un hombre en la Provincia de Buenos Aires (1956), cerca de Carmen de Areco, y en Mercedes (Corrientes), en un perro de un puesto de estancia, cercano al río Miriñay. En la actualidad es raro su hallazgo, al punto que las generaciones más jóvenes de egresados lo conocen solamente por comentarios.

Dermatobia hominis, o "ura"

Habría seguramente otras especies parasitarias que desde antaño ocupan su nicho en la parasitología veterinaria argentina, como las larvas de la mosca *Dermatobia hominis* de los vacunos en el norte mesopotámico, conocidas con la voz guaraní de *ura*. En general los primeros estudios no superaban meros relatos, mientras los tratamientos eran empíricos por carecer aún de los grandes descubrimientos en terapéutica y estudios epidemiológicos que fueron hitos a partir de 1960. Quizás por el cambio climático y el traslado de ganado, han sido descritos casos en décadas recientes en el sur de Corrientes y hasta en la Provincia de Entre Ríos. La primera monografía conocida fue de Oscar Jacinto Lombardero (Cátedra de Parasitología, Facultad de Ciencias Veterinarias, UNNE, Corrientes), quien supo describir admirablemente el tema de la *foresis*. Constituye un fenómeno único en parasitología veterinaria en el cual la mosca hembra coloca sus huevos adheridos al abdomen bajo las alas de otros dípteros capturados, que actúan de transportadores involuntarios hasta el huésped definitivo. Durante muchas décadas, se combatían las larvas de la *ura* en sus distintos estadios alojados en el tejido subcutáneo de los vacunos, mediante hisopos impregnados con aceite usado de cárter de autos y tractores, y estas curaciones empíricas *eran una imagen recurrente en Misiones y norte de Corrientes*. Desde la introducción de las lactonas macrocíclicas aplicadas por vía parenteral, la frecuencia de animales infestados se ha reducido considerablemente.

La *ura* es una zoonosis, porque afecta al hombre, especialmente a los niños que no tienen mayor defensa y cuya ropa sucia atrae a las moscas. Los lugareños cubren los orificios respiratorios de las larvas en la piel, con apósitos embardunados con grasa, o los cubren con un trozo de tocino. Las larvas que buscan emerger en su búsqueda de aire, quedan enganchadas por las pequeñas *púas* que las circundan, siendo luego extraídas con facilidad junto al apósito sin necesidad de cirugía, minimizando las posibles infecciones secundarias.

La segunda mitad del Siglo XX: los avances y la modernización de la enseñanza

Para comprender los avances, se torna importante reiterar determinados hechos ya tratados en un capítulo anterior, que marcan esta monografía. La creación de las primeras Universidades Nacionales al caer el Siglo XIX - de las Cátedras de Parasitología y Enfermedades Parasitarias fue posterior - resultó fundamental para formar las reducidas pero sucesivas primeras camadas de Médicos Veterinarios, egresados a partir de 1888 del Instituto de Santa Catalina, que luego se transformó en la UN de La Plata (La Plata). La Universidad Nacional de Buenos Aires (UBA) fue fundada en 1821, y la Facultad de Agronomía y Veterinaria 83 años después, en 1904. Terminando esta última etapa y no hace tantos años, se separaron ambas Escuelas, creándose las Facultades de Veterinaria y de Agronomía, como centros académicos independientes. Posteriormente se crearon la Universidad del Nordeste (UNNE), en su primera etapa dependiente de la Universidad del Litoral, la de Río IV (UNRC, Córdoba), la del Centro de la Provincia de Buenos Aires (UNICEN, Tandil), la de Esperanza (Santa Fe), la de General Pico (La Pampa) y últimamente la Universidad del Salvador (Pilar). Dejaron muy gratos recuerdos en la segunda mitad de estos 100 años, grandes profesores de la parasitología veterinaria de la talla de Juan José Boero (UNLP y UBA), Oscar Jacinto Lombardero (UNNE), Francisco Rosenbusch, Emilio G. Morini y Jorge L. Núñez (UBA), cada uno con su particular estilo y personalidad, pero todos *maestros* de nuevas generaciones que siguieron con su escuela. {*Maestro: dícese a la persona que tiene por función enseñar. Según J. L. Aranguren, filósofo y escritor español del Siglo XX, Catedrático de Ética en la Universidad de Madrid, "el verdadero maestro no es el que simplemente se limita a transmitir una enseñanza, sino el que, a través de ella, imparte una forma de vida"*}. La Asociación Argentina de Parasitología Veterinaria (AAPAVET) otorgó el grado de *Maestro de la Parasitología Veterinaria* a Oscar J. Lombardero y Antonio Romano.

Anterior a esta fase, si bien se recuerdan eximios profesores al frente de las Cátedras de Parasitología, la necesidad hizo que los primeros fuesen contratados de universidades europeas, y muchas enseñanzas se referían a parásitos y sus ciclos biológicos ajenos a la Argentina. Un ejemplo fue *Dictyocaulus viviparus*, nematodo del pulmón de terneros en zona templada, todo un problema sanitario en Europa donde hacía años se prevenía con una vacuna, pero en Argentina los estudios epidemiológicos demostraron que el parásito era de escasa relevancia.

El resultado global de estos comienzos fue que las Cátedras de Parasitología formasen profesionales con escasos conocimientos útiles para su inserción en el medio argentino, *mejorar la producción en base al control de los parásitos* no formaba parte de ningún programa. Aproximadamente en los años 80 la modernización de la enseñanza logró un giro en el enfoque de la materia, tornándose ya importante conocer la patogenia de los parásitos, ejemplo los gastrointestinales y su impacto sobre la producción, siendo desterradas las engorrosas clasificaciones taxonómicas que en la universidad sólo se aprendían con reglas nemotécnicas y su repetición como loro. El esfuerzo del alumno futuro veterinario era exclusivamente para aprobar la materia y luego enviar la información al cofre del olvido, junto con todas esas complicadas descripciones de características estructurales como el número de espículas o la forma del esófago, la cavidad bucal, la bolsa copulatriz o la cola de las larvas, prácticamente de ningún valor.

Aclárese sin embargo que hacia la mitad de este largo período, en diversos centros fue profundizada la comprensión del ciclo biológico tanto de los nematodos como de los ácaros externos, que permitió mejorar el tratamiento mediante nuevas formas de administración y oportunidades de aplicación, descubriendo otras instancias de control u optimizando las existentes. Se avanzó significativamente al dar un paso fundamental en la terapéutica eficiente, al reubicar los tratamientos en el calendario tanto de especies internas como externas, junto a la *reducción anual del número* de éstos. Fueron mejorados los medios para el cultivo de huevos y obtención de larvas, y para el estudio de hpg en materia fecal se introdujo el uso de tergopor triturado de cajas de traslado de vacunas en frío, en lugar de materia fecal desecada, y se describieron nuevas metodologías para el estudio de resistencia de la garrapata común del vacuno, analizando asimismo la eclosión y sobrevivencia de las neolarvas en el medio según la región, temperatura, humedad y cobertura vegetal.

El INTA y la participación en la investigación de grupos técnicos de la industria

En 1956 el medio rural argentino celebró la creación del INTA (Instituto Nacional de Tecnología Agropecuario), y la creciente inclusión de investigadores y técnicos en Centros Regionales y Estaciones Experimentales ubicadas estratégicamente en gran parte del país. Muchos viajaron al exterior para terminar de formarse académicamente y regresar al país con una especialidad. Sin embargo, en los inicios del INTA hubo una marcada inclinación hacia el estudio de temas agrícolas, y recién los primeros estudios epidemiológicos de los parásitos gastrointestinales durante tres años fueron alcanzados en 1984/88 con la idea original y el apoyo económico del laboratorio MSDAgvet, resaltando los logros de los grupos coordinados de trabajo en las EEAA de Balcarce (Buenos Aires), Reconquista (Santa Fe), Anguil (La Pampa), Rafaela (Santa Fe), San Carlos de Bariloche (Río Negro), Marcos Juárez (Córdoba) y de la Cátedra de Parasitología de la UNICEN en Tandil (Buenos Aires). Merece una mención muy especial los significativos aportes tanto de técnicos como económicos de los laboratorios de la industria veterinaria, en el desarrollo y difusión de los conocimientos de control parasitario. La industria llegó a reunir verdaderos equipos de veterinarios especializados - varios los conservan aún con distintos altibajos - destacándose el Instituto Rosenbusch, Fuerte Sancti Spiritu, Lauda - Laboratorios Unidos de América - que ayudó económicamente en la instalación en el interior de muchísimos colegas, Pfizer, Bagó, Merck Sharp y Dohme (hoy Merial), Cyanamid (luego American Home y actualmente Fort Dodge), Biogénesis (luego Biogénesis Bagó), Microsules, Novartis (antes Ciba-Geigy), Dow Chemical y más recientemente Brouwer, Over (en San Vicente, Santa Fe), Schering Plough y Vetanco, entre otros.

{Al referirme al INTA, organismo en el cual ejercí como Investigador durante un período corto (1978-1979), pero conservando luego durante casi 40 años un vínculo estrecho y participativo en el área de la parasitología veterinaria, surge necesario que se reflexione sobre el redimensionamiento de sus cuadros y ponerlos nuevamente al servicio de la tecnología. Desde el 2007, el INTA habría incurrido en la incorporación política de personal no calificado, medida que no favoreció la continuidad de los proyectos de desarrollo en el medio rural y en los laboratorios, para alcanzar el logro de los objetivos fijados, por el agotamiento prematuro de los presupuestos anuales}.

El CONICET y las ciencias biológicas

Creada originalmente en 1951 como CONITYC, fue refundada en 1958 como CONICET (Consejo Nacional de Investigaciones Científicas y Técnicas), tuvo el orgullo de contar en su creación y cuadros con los Premios Nobel Drs. Bernardo Houssay y Luis F. Leloir, verdaderos ejemplos de la investigación científica, pero recién a fines de los años 70 surgió un notable cambio en su orientación. Sin ofensa alguna, muchos científicos y docentes producto de los tiempos y con algún grado de permisividad del CONICET, fueron lamentablemente quedando anquilosados en la docencia repetitiva y en la Carrera del Investigador Científico, resguardados con el cumplimiento de un informe anual obligatorio de una muy simple *investigación básica*, negándose así la renovación del plantel tanto docente como de investigación y la incorporación de jóvenes universitarios ávidos de una oportunidad para progresar. Desilusionados estos grupos, algunos pasaron a la actividad privada, otros emigraron donde en gran parte sobresalieron, pero en definitiva los *perdió el país*. Con un importantísimo cambio de enfoque y golpe de timón hacia la *investigación aplicada* - la eterna discusión académica sobre cuál orientación se ajustaba más a *las reales necesidades del país y sus posibilidades económicas* - se logró un auge modernizador con la creación de Institutos de Investigación en asociaciones mixtas y convenios con Fundaciones diversas y buena participación de sus directorios, contabilizándose en la década del 80 no menos de 14 grupos orientados a las ciencias biológicos, tanto en nuevos Institutos como en sedes universitarios en todo el país. En 1979 se crearon dos Centros de Diagnóstico e Investigaciones Veterinarias, el CEDIVE en Chascomús (que luego pasó a depender de la UNLP) y el CEDIVEF en Formosa, este último llegando a contar con 14 médicos veterinarios en su *staff*. (*Me honra haber sido partícipe fundador y primer director del CEDIVEF, e Investigador Principal en la Carrera del Investigador Científico y Técnico del CONICET, entre 1979 y 1984*).

Nuevas especies

La apertura de investigaciones en el nordeste argentino y otras regiones, permitió el hallazgo de aproximadamente 35 especies nuevas o re-emergentes que engrosaron la parasitología veterinaria argentina, y de varios se profundizó el estudio de su patogenia y control. En esta nómina, se destacaron el parásito re-emergente *Psoroptes cuniculi,* agente de la sarna de la oreja de los caprinos; *Dracunculus insignis*, helminto del tejido subcutáneo conectivo en caninos y en un puma, cuyo huésped intermediario es una diminuta pulga de agua, Cyclops sp; *Raillietia auris* (ácaro *Dermanyssidae*), descrito por primera vez por Juan P. Roux en el CEDIVEF (Formosa), con hábitat en el conducto auditivo externo profundo del bovino, parásito cuya patogenia e impacto en el animal permanece sin establecer con exactitud; *Hypoderma bovis* en toros Santa Gertrudis importados desde el King Ranch, en el estado de Texas en el sur de los EEUU, alojados en el lazareto cuarentenario provisorio de Goya (Corrientes); *Dirofilaria immitis* en su primera descripción en un coatí (*Nasua solitaria*); el hallazgo de *Amblyomma neumanni* parasitando vacunos en Obispo Trejo, cerca de la Laguna Mar Chiquita (Córdoba), lejos de su hábitat tropical conocido, y el primer hallazgo de las microfilarias de *Onchocerca cervicalis* en el grosor de la piel en la línea media ventral de equinos de las provincias del nordeste. En esta lista tampoco puede ignorarse *Dirofilaria immitis* o gusano del corazón (*heart-worm*) en perros, cuando tres décadas después de un par de escuetas menciones halladas en la bibliografía, y un trabajo con 100 caninos en la ciudad de Corrientes, se publicaron las dos primeras extensas evaluaciones en un total de 1957 caninos, demostrando definitivamente la presencia del *gusano del corazón* en Argentina, desde Formosa al norte hasta la Capital Federal y alrededores (Bulman *et al*, 1987/89).

En 1980 se diagnosticó *Trypansosoma equinum* en equinos de Formosa. En 2006, en el CEDIVEF, se determinó por primera vez la presencia de *Trypanosoma vivax* en Argentina. Los hemoparásitos fueron identificados en frotes finos de sangre bovina. En extendidos de gota fresca los parásitos mostraron característicos movimientos vibratorios que les permitía eludir los glóbulos rojos y atravesar rápidamente el campo microscópico. Una cabra infectada experimentalmente demostró la susceptibilidad de estos rumiantes a la cepa aislada, contrariamente de lo que ocurrió en ratones, que se mostraron resistentes. Los signos clínicos observados en los bovinos en el brote de campo estudiado, en el cual murieron 36 animales, fueron anemia, pérdida de peso, diarrea, emaciación e incoordinación de miembros. Rescatemos también el registro de estudios en 1983 en el CEDIVEF (Formosa), en los cuales C. M. Monzón *et al* adaptaron el Método de Strout para el diagnóstico de Trypanosomiasis experimental.

Hacia los fines del siglo pasado surgió el estudio de Neosporosis (*Neospora caninum*), que en la medida que se conociera ocupó un lugar importante en el conocimiento de entidades vinculadas a los abortos en vacunos.

Cambios en la lucha contra la garrapata

La lucha contra la garrapata en el norte fue siempre un motivo de seria preocupación y búsqueda de nuevos productos activos. En este tema Jansen Pharmaceutical (Bélgica) propuso en 1980 el uso de la nueva molécula closantel, pero el lanzamiento no fue exitoso. Otras moléculas estudiadas y que sufrieron la misma suerte fueron el nimidano, el bromophos-etilo y la decametrina, de Roussel-Uclaf, un piretroide sintético foto-estable. La decametrina, que fue superada por la cipermetrina, permitió no obstante establecer por primera vez un efecto *repelente* sobre la carga parasitaria de vacunos no-tratados al ser mezclados éstos con bañados. En 1974 y hasta 1979 con participación del CICV (Grillo-Torrado, INTA, Castelar), Bulman *et al* habían descrito las cepas *22, Goya, Santo Tomé* y otras resistentes a los órgano-fosforados, todas en la Provincia de Corrientes, siendo confirmado el problema y su nivel en el laboratorio central de Bayer en Alemania. En el mercado de los garrapaticidas ingresó la cipermetrina - un piretroide sintético - pero en aproximadamente 10 años la resistencia hizo que la eficacia decayera notablemente, para posteriormente ser restituido su uso en *pour-on* como base del control de la Mosca de los Cuernos. En 1996 se diagnosticó la resistencia frente a la alfa-cipermetrina - que se esperaba sustituyera con éxito a la cipermetrina - a menos de 12 meses de su lanzamiento (Caracostantógolo *et al*). El amitraz, solo o combinado para balneaciones, fue eficaz durante décadas, pero recientemente aparecieron cepas resistentes tanto en Brasil como en Argentina. Otro intento de sustituir los productos clásicos fue con el fluazurón 2,5%, producto pour-on sistémico desarrollado por Novartis, que interfiere en la síntesis del exoesqueleto de la garrapata, impidiendo la muda de las larvas y ninfas al estadio siguiente. No obstante, la metodología no clásica, la acción distinta y la necesidad de una secuencia especial de tratamientos, dificultaron en parte su comprensión y redujo el uso por los productores.

El CEPANZO

Un tema pendiente en este *raccont* de hechos vinculados en cierto grado tangencial con la parasitología veterinaria, fue la actividad del CEPANZO (Centro Panamericano de Zoonosis), organismo dependiente de la OPS (Organización Panamericana de Salud), que llegó a brindar excelentes conocimientos, enseñanza y liderar estudios en el área.

{*En 1986, el Centro Panamericano encaró un experimento poco fortuito en Azul, en el que participó el Instituto Wistar de Filadelfia, de EE.UU. (investigación biomédica) y el Instituto Merieux de Francia, que básicamente consistió en un ensayo a campo de efectividad contra la rabia de una vacuna recombinante a virus activo genéticamente modificado, denominado vaccinia-rabia. Por retener información, incluir sin autorización a trabajadores rurales en el experimento, trabajar con virus no atenuados en vacas e incurrir en otras faltas de ética, hubo un distanciamiento entre las partes que posteriormente llevó en 1991, al cierre del Centro.*}*

Habiendo pasado casi un cuarto de siglo desde aquel episodio con ribetes desagradables, quizás sea oportuno renovar las relaciones bilaterales.

Nuevos trabajos en ovinos

Entre 1983 y 1990 fueron publicados muchos trabajos nuevos en una variedad de temas. Los nematodos de ovinos, su control y efectos sobre los parámetros epizootiológicos, hematológicos y productivos (lana y carne) fueron estudiados por V. H. Suárez en la EEAA del INTA en Anguil, en la región semiárida de La Pampa en 1990. Estos mismos parámetros productivos de ovinos habían sido objeto de estudios en la zona de Río Gallegos (Santa Cruz) en 1983 y 1985 (Bulman *et al*). La primera descripción de la presencia de *Melophagus ovinus* y su seguimiento durante dos años en el sudeste de la Provincia de Buenos Aires fue novedad en 1987 (Ambrústolo *et al*) y demostró la inquietante capacidad del díptero áptero de sobrevivir en otra zona que no fuese la Patagonia. En Uruguay se aportó a los mayores conocimientos del incremento peri-parturiento de *Haemonchus* sp en la carga de endoparásitos y el control de parásitos gastrointestinales en ovinos, como también en terneros de destete en el área de Paysandú.

Los brotes de sarna ovina en Santa Cruz en 1985 y en Tierra del Fuego en 1997

Mediante un valioso esfuerzo de equipos sanitarios oficiales, mejores productos y mayor participación del productor, a comienzos de la década del 80 se consideraba controlada la sarna ovina – *Psoroptes ovis* – que durante muchos años fue endémica en la Patagonia, y la *falsa garrapata del ovino* o melófago – *Melophagus ovinus* – pasó a ser la ectoparasitosis de mayor importancia económica en las majadas de toda la región. La ausencia de brotes de sarna creó una situación sanitaria curiosa: los propietarios y personal más jóvenes ya desconocían la enfermedad y no detectaban los signos tempranamente, constituyendo un desafío para el personal sanitario mantener el alerta y poder actuar ante cualquier brote desde su mismo inicio.

De allí que no constituyó una sorpresa que en 1985 se detectaron brotes en Santa Cruz, 100 km al norte de Río Gallegos. Coadyuvó en su rápido avance el hecho que con la disminución del valor de la lana, fueron abandonados muchos establecimientos sobre la costa atlántica y meseta central patagónicas, los alambrados se cayeron y el ganado parasitado sin atención no tuvo inconvenientes en caminar y contaminar nuevos hatos vecinos, llegando la infestación a las afueras de Río Gallegos. En la isla de Tierra del Fuego, considerada libre de sarna desde 1932, se diagnosticó en 1997 un extenso foco nuevo en tres grandes estancias argentinas limítrofes en la frontera seca con Chile, vecino país donde también fue constatada la enfermedad en varias propiedades rurales.

Ambos rebrotes en la Argentina fueron controlados con una *única* dosis de ivermectina 1% SC de 300 mcg/kg – toda una novedad terapéutica desarrollada por el laboratorio Biogénesis – acompañado de estrictas medidas sanitarias y de manejo. En la era de las lactonas macrocíclicas, anteriormente la sarna ovina se combatía con *dos* dosis de 200 mcg/kg con un intervalo entre ambas de 10 días, que originaba un problema de encierre difícil de implementar en la Patagonia agreste con limitada oferta pastoril.

Los parásitos equinos

Los parásitos equinos fueron objeto de una revisión y actualización (Bulman, 1997), publicado en Veterinaria Argentina en tres entregas. La patogenia de la Ciatostomosis (pequeños estróngilos de los equinos) y clasificación taxonómica, motivó nuevos estudios sobre este difícil tema, siendo importantes por lo minucioso los de José Tolosa y su equipo de trabajo en la Cátedra de Parasitología (UNRC, Córdoba).

En especial en la Pampa Húmeda, los denominados *gusanos del cuajo,* los estadíos larvarios de tres especies de dípteros *Gasterophilus* spp producen serias lesiones en la mucosa estomacal. Durante años la parasitosis fue medicada con bolos de bisulfuro de carbono, necesitando el empleo del *lanzabolo.*

Creación de SELSA

El Servicio de Luchas Sanitarias (SELSA) fue creado en 1964, a partir de la buena experiencia lograda con CANEFA (1961) en la lucha contra la Fiebre Aftosa, y se amplió posteriormente al crearse SENASA. El nuevo Servicio Nacional intensificó la lucha y ya abarcó todo el país - salvo la Patagonia - incorporando nuevos profesionales y sumó a los históricos Veterinarios Regionales de un sistema ya inoperante de la entonces vetusta Secretaría de Agricultura y Ganadería, haciéndose cargo también de la lucha contra la garrapata y la sarna, y por último, a partir del 2006, incorporando la lucha contra el melófago (*Melophagus ovinus*), conocido como la *falsa garrapata de los ovinos.* Hubo también un intento de incorporar la tuberculosis bovina, pero la gestión no prosperó. El organismo creció y captó otras áreas, como la habilitación de laboratorios y aprobación de productos y en pocos años se había engendrado un organismo sumamente burocrático y difícil de gobernar.

La Sociedad de Medicina Veterinaria fue creada en 1897, cumpliendo 120 años de prolífico labor. Posee su sede propia en Chile 1857, en el barrio de Congreso, de la Capital Federal. En 1984 nació la Asociación Argentina de Parasitología Veterinaria (AAPAVET), luego capítulo de la Sociedad, fruto del esfuerzo de 22 veterinarios visionarios vinculados con la industria veterinaria y la docencia.

Desde su inicio AAPAVET tuvo una significativa participación en el fomento y apoyo de los estudios de la especialidad, mantuvo vigente el *Premio Anual AAPAVET Rioplatense* distinguiendo los mejores trabajos y creando en 2004, el *Premio Bienal AAPAVET Jorge L. Núñez* que cada dos años, distingue la Excelencia de un parasitólogo en actividad, que descollara con sus aportes a la parasitología veterinaria. Fueron galardonados César A. Fiel (UNCPBA, Tandil), Alberto A. Guglielmone (INTA Rafaela, Santa Fe), Fermín Olaechea (INTA, S.C. de Bariloche, Río Negro), Víctor Suárez (INTA, Anguil, La Pampa) y Osar Anziani (INTA, Rafaela). También registra haber honrado con el grado de *Maestro* al Profesor Oscar Jacinto Lombardero (FCV, UNNE, Corrientes) y el Dr. Antonio Romano (actividad privada).

En el 2011, junto a la Sociedad de Medicina Veterinaria, organizó por primera vez en Argentina, el Congreso Mundial de Parasitología Veterinaria (WAAVP XXIII° 2011). Desde su creación promovió el avance del conocimiento de los parásitos y enfermedades parasitarias de los animales domésticos y en menor grado de los animales de compañía. A comienzos del Siglo XXI estos objetivos fueron ampliados, incluyendo así a los parásitos de especies silvestres, como también a las presentes en la ictiología y apicultura, para abarcar todas las especialidades de las ciencias veterinarias que participan de la parasitología. En 2015, Carlos Lanusse (Cátedra de Farmacología, Facultad de Cs. Veterinarias, UNCPBA, Tandil), fue galardonado con el Premio a la Excelencia por la WAAVP-Bayer, entregado en el XXV° Congreso Mundial de Parasitología Veterinaria en Liverpool (Inglaterra).

Conjuntamente con la Cátedra de Parasitología de la FCV (UNNE), AAPAVET organizó la *1ª Jornada Nacional de Ectoparasitología* (2006) y la *1ª Jornada Nacional de Parasitología de las Especies Silvestres* (2008), ambos eventos realizados en Corrientes (Capital).

AVEPA y AVEACA

En 1971 en el seno de la Sociedad de Medicina Veterinaria, se creó AVEPA (Asociación de Veterinarios Especialistas en Pequeños Animales) y luego en 1992 AVEACA (Asociación de Veterinarios Especialistas en Animales de Compañía). Ambas asociaciones han cumplido una loable acción en la medicina veterinaria de mascotas, nucleando a los veterinarios especializados en la rama y difundiendo nuevos conocimientos en esta área entre los cuales las enfermedades parasitarias no quedaron a la zaga. Los Congresos anuales de AVEACA son muy concurridos y alcanzan un excelente nivel nacional e internacional.

Los Colegios Veterinarios y Sociedades Rurales

Los Colegios de Veterinarios en las distintas provincias - siendo líderes los de Buenos Aires y Santa Fe, seguidos por Entre Ríos y Córdoba - colaboraron en la difusión de conocimientos de parasitología, como lo hicieron también la Sociedad Rural Argentina, las Sociedades Rurales del interior y las Asociaciones de Criadores de razas bovinas y ovinas, incluyendo conferencias de parasitólogos invitados a sus eventos anuales.

En los últimos 15 años AAPAVET organizó en conjunto con los Colegios del interior y Sociedades Rurales, múltiples eventos desarrollando temas de la moderna parasitología veterinaria, desde Formosa en el norte hasta Santa Cruz y Tierra del Fuego en la Patagonia.

Los Grupos CREA y ERVE en la parasitología veterinaria

Los Grupos CREA del movimiento AACREA (Asociación Argentina de Consorcios Regionales Agropecuarios), que iniciaron su actividad hace aproximadamente 55 años, supieron participar a nivel local en problemas vinculados a la parasitología mediante sus veterinarios asesores. No obstante, cabe comentar que en reiteradas oportunidades en su afán de llevar a la excelencia la empresa ganadera, no supieron interpretar que con el exceso de tratamientos y su aplicación a destiempo, se favorecía la creación y consolidación de la resistencia de los parásitos.

El denominado Grupo ERVE (Encuentro de Veterinarios Endoparasitólogos) fue integrado en la última década con parasitólogos especializados en los nematodos gastrointestinales de los animales domésticos, reuniéndose una vez al año para intercambiar experiencias. Su XX° reunión anual se realizó en Mar del Plata en 2011.

La hipobiosis *de Ostertagia ostertagi - un hito importante – y otros parásitos*

En 1987 significó un importante avance el estudio de la patogenia de *Ostertagia ostertagi* y del fenómeno de la hipobiosis, en la EEAA de Balcarce. Los estudios de César Fiel (INTA, Balcarce, luego UNICEN, Tandil) originaron un cambio radical en el tratamiento de este parásito en particular y de los endoparásitos en su conjunto. Anterior a esta determinación el ciclo de este parásito se basaba en conocimientos emanados de la Universidad de Glasgow (Escocia), que no concordaba con el ciclo biológico en la Argentina.

Los parásitos internos y su impacto en la producción de leche en las explotaciones lecheras – los *tambos* – fueron evaluados en 1985. Argentina es una gran productora de leche y derivados lácteos, pero curiosamente anterior a esa fecha los estudios en esta categoría fueron mínimas.

No fueron menos significativos los estudios de la enfermedad parasitaria venérea de los vacunos (*Tritrichomonas foetus*), en conjunto con *Campylobacter fetus*. Fue trascendental también la inclusión en la parasitología veterinaria del protozoario *Neospora caninum*, hasta 1988 mal diagnosticado como *Toxoplasma gondii*, vinculado con abortos de bovinos. Este último protozoario, una zoonosis en animales domésticos y aves que afecta al hombre, produciendo ceguera, abortos en la mujer en la primera gestación y otros síntomas graves, fue motivo de una extensa Jornada en Formosa en 1980, organizada por el CEDIVEF (Centro de Diagnóstico e Investigaciones Veterinarias Formosa) y en la cual participaron médicos, bioquímicos y veterinarios del nordeste argentino.

Cerrando el siglo pasado, en Corrientes y Santa Fe surgió un renovado interés en trematodos, entre ellos el gástrico *Paramphistomum* spp y su dudosa patogenia.

Aporte de AAPAVET en el conocimiento del melófago

Los estudios de la falsa garrapata del ovino *Melophagus ovinus*, un díptero pupíparo, en las majadas de la Patagonia fueron reunidos y actualizados en 2001, publicándose el primer Manual completo del ectoparásito incluyendo su patogenia, ciclo biológico y terapéutica e incluyó fotos en SEM (Bulman y Lamberti, 2003) que fue base del programa oficial de control y lucha del díptero áptero. El descubrimiento de las lactonas macrocíclicas había abierto nuevas perspectivas en el control.

La Mosca de los Cuernos Haematobia irritans

Con la introducción al país en 1992 de la Mosca de los Cuernos (*Haematobia irritans irritans*) desde Brasil y Paraguay por el sur de Misiones, y de su seguimiento y la evolución del control terapéutico, surgió el estudio de las *especies parasitoides* (A.A.Cicchino) y de la *microfauna coprófaga* (G.Cabrera y D.Gandolfo, ARS/USDA, trabajando en la Argentina), en especial los escarabajos estercoleros, evaluándose su acción benéfica por el removido y aireado de la materia fecal para disminuir la población de dípteros. En el intento de liberar a los vacunos del ataque de las hordas de moscas, se ensayaron a campo diversas caravanas insecticidas con piretroides y órgano-fosforados colocadas primero en una y en una segunda fase en ambas orejas, pero fueron rápidamente superadas. Luego el incorrecto empleo de los *pour-on* con piretroides sintéticos y otros principios activos y mezclas, especialmente por la excesiva frecuencia de aplicación, llevó irremediablemente a la creación de una fuerte resistencia del parásito, que obligó al productor en menos de una década, aceptar a vivir con infestaciones mínimas o al menos reducidas en sus rodeos y el tratamiento sólo de las categorías más expuestas, con exclusión de las demás. En el 2000, Mancebo *et al* fueron galardonados con el Premio Anual AAPAVET Rioplatense por su monografía de actualización *"La Mosca de los Cuernos, a los 10 años de su introducción a la Argentina"*. En el 2006 se evaluó con resultado negativo, en tres estudios separados, el potencial de la Mosca de los Cuernos como vector forético de *Dermatobia hominis,* permitiendo que los muy escasos hallazgos descritos fuesen relegados a una curiosidad biológica.

Otros desafíos – las enfermedades parasitarias en los camélidos sudamericanos, y en búfalos

Los camélidos sudamericanos – llama (*Lama glama),* alpaca (*Vicugna pacos)* y vicuña (*Vicugna vicugna)* – se crían en el área noroeste del Argentina y sus especies parasitarias han sido estudiadas en especial por integrantes de las Estaciones Experimentales del INTA de Salta y Abra Pampa. Las tres especies se crían mayormente en las provincias de Salta, Jujuy y Catamarca, y forman una parte sumamente importante de las economías regionales de aquella región. Mayormente los *hatos* se encuentran integrando cooperativas de cría y producción, y también intervienen en la comercialización de la lana y pelo, según la especie. Las *prendas* elaboradas, casi todas artesanalmente, son sumamente codiciadas y alcanzan buenos valores. Los ponchos regionales de alpaca son preciosas. Existe toda una organización alrededor de estas explotaciones, y durante muchísimos años no venden animales fuera del entorno para cuidar la casi exclusividad. Las dos primeras especies son domésticas desde el tiempo de los Incas, mientras la vicuña es semisalvaje, por ser difícil mantener en cautiverio.

El guanaco (*Lama guanicoe*) en estado salvaje es muy común en la Patagonia, integrante de la fauna de esas provincias, pero en décadas recientes se ha avanzado en su domesticación y encierre. A partir de la segunda generación las crías – denominadas *chulengos* - separadas de sus madres son mansos y se crían con facilidad en potreros con altos alambrados perimetrales, necesarios por ser saltadores. La esquila en esta especie se realiza cada dos años y su pelo en este caso, es fino y apreciado como materia prima para el tejido artesanal e industrial.

Loa camélidos sudamericanos poseen sus propios parásitos, tanto ecto como endo, y comparten otras especies con los bovinos y ovinos. Padecen de sarna, piojos y la *Fasciola hepatica* provoca serios problemas y muertes.

Por su parte, la cría de búfalos en Argentina es de muy reciente data. En los campos bajos del departamento de Esquina, en la provincia de Corrientes, se contabilizaron apenas 2.000 cabezas en los últimos años del siglo pasado, pero en un nuevo censo en 2010 la existencia ya superaba 106.000 animales bubalinos. La Cátedra de Parasitología y Enfermedades Parasitarias de la Facultad de Ciencias Veterinarias de la UNNE, en Corrientes, ha descrito el cuadro parasitario en múltiples trabajos de relevamiento y descripción de especies.

Dirofilaria immitis y su diagnóstico

Para ampliar el tema del *gusano del corazón* de los perros (afecta también a los gatos, pero en menor grado), en el rubro de mascotas o animales de compañía, microfilarias spp no identificadas, posiblemente de *Dirofilaria immitis,* fueron descritas en 1926 por Mazza y Rosenbusch en perros del norte argentino. En 1931 Mazza y Romaña describieron el hallazgo de *D. immitis* y *D. repens* en perros del chaco santafesino. Transcurrieron luego 56 años hasta que Santa Cruz y Lombardero en 1987, de la Cátedra de Parasitología de la FCV (UNNE), realizaran una encuesta en 100 perros callejeros de la ciudad de Corrientes, hallando *D.immitis* adultos en 3 animales (3%), comunicación publicada en la Revista de Medicina Veterinaria. Con estos escasos antecedentes, marcó un verdadero hito en 1987/89 dos extensos relevamientos con participación de aproximadamente 250/300 veterinarios, del denominado *gusano del corazón* (*Dirofilaria immitis*) de los caninos y felinos. Las 1043 y 914 muestras sanguíneas tomadas al azar de perros de los dos estudios, respectivamente (Bulman *et al*), desde Formosa y Corrientes al norte hasta el Gran Buenos Aires y la Capital Federal en el sur fueron sometidos al test de Knott modificado y en el segundo estudio se añadió además un inmuno-ensayo enzimático semi-cuantitativo, estableciendo definitivamente la presencia del filárido en Argentina. Los resultados señalaron que en Formosa en el norte argentino fueron positivos el 12%, reduciéndose paulatinamente hasta el 3% en la Capital Federal y Gran Buenos Aires. Las tasas de prevalencia más altas fueron en las Provincias de Formosa, Chaco y Corrientes. Es importante el rol de los hospedadores intermediarios, mosquitos de los géneros Anopheles, Aedes y Culex, entre otros.

Nuevos estudios confirmaron los resultados, citándose en 1992 el de Mancebo *et al* en la zona urbana y suburbana de Formosa (34%) y rural (74%); Peteta *et al* en 1998, en Villa La Ñata en el norte del gran Buenos Aires, a escasos metros del Río Luján en el Tigre (13,63%); Rosa *et al* en 2002 en la Ciudad de Buenos Aires y suburbios, en 782 muestras sanguíneas de caninos atendidos en la Clínica de Pequeños Animales (FCV, UBA) en el período 1997-2001, con el 17,7% positivos en el norte y 23,5% en el sur de la ciudad capital. En el 2003, Rosa *et al* en muestras remitidas del Chaco y Corrientes, obtuvieron 17,8% positivas, información presentada en las 1ª. Jornadas de la Facultad (UBA), y en el 2008, la misma autora informó 7,7% positivos en 104 muestras recibidas de la ciudad de Salta.

Al comienzo, ante las primeras comunicaciones de Bulman *et al* (1987-89), otros trabajos que surgieron con escasas muestras y resultados negativos crearon dudas y originaron controversias, pero en los estudios de relevamiento es fundamental tener acceso al muestreo tomadas de una población significativa y trabajar en las áreas más propensas a la pululación de los mosquitos transmisores. Los resultados variarán según la elección de los perros o su muestreo al azar, no es lo mismo trabajar con canes enfermos en las veterinarias, en perros en un canil o con canes domiciliarios aparentemente sanos, alejados entre ellos, o en poblaciones con distinto hábitat, y *siempre evitando llegar a una conclusión con escasos casos*. Merck Sharp & Dhome (Merial) presentó el *Heart-Guard*, comprimidos con 0,6 mg/kg de ivermectina de peso para uso mensual, pero siguiendo un *mal nacional*, hubo mucho empleo *off-label* de la presentación inyectable. En la actualidad, el tratamiento incluye tratamientos con ivermectina, moxidectin o selemectina, con diferencias en la extensión de la protección.

Leishmaniasis y demodicosis

También en el rubro de animales de compañía, merece especial mención una zoonosis, la *leishmaniasis* (*Leishmania infantum*), cuyo primer caso autóctono en Argentina fue diagnosticado por O. Estévez en 2006, en Posadas (Misiones), posiblemente introducido desde Brasil y Paraguay, para luego avanzar con celeridad afectando la población canina del nordeste argentino, siendo diagnosticada en las provincias del Chaco y Entre Ríos, con tendencia a seguir extendiéndose. En Paraguay y Brasil la enfermedad era endémica hacía varios años.

En Uruguay, la leishmaniasis visceral canino es conocida en perros provenientes de países endémicos, tanto americanos como europeos. En febrero 2015, la Facultad de Veterinaria, de la Universidad de la República, informó del primer caso con ciclo de transmisión autóctono en un canino de Salto. Actualmente el diagnóstico es rápido, utilizándose el Speed Leish K de

Virbac y el test específico TR DPP de Biomanguinhos, entre otros. En extendidos y coloración de punciones de ganglios y médula ósea se observan los amastigotes de *Leishmania* sp. El único transmisor reconocido hasta la fecha es el flebótomo *Lutzomyia longipalpis,* pero curiosamente el número de ejemplares capturados en la inmediaciones de un brote permanece sumamente bajo.

En caninos, la *demodicosis canina* (*Demodex canis*) de esquivo diagnóstico y difícil tratamiento, fue motivo de excelentes trabajos (Pérez Tort, Peteta y otros), especialmente entre 1990/2005. Nuevos estudios de tratamientos fueron publicados en los siguientes años, con resultados dispares.

La era de las Lactonas macrocíclicas

Otros hitos del auge de estudios en relación a los parásitos gastrointestinales, fue el ingreso en el mercado de los *endectocidas* (lactonas macrocíclicas) comenzando con la ivermectina en 1981 seguido de la abamectina, doramectina y el moxidectin. En 1983, en el CEDIVEF (Formosa) se estudiaron los parámetros hematológicos en animales tratados. Surgieron luego los estudios comparativos del *Control Prolongado* o Larga Acción logrado con su uso, para proseguir a continuación con extensos estudios comprensivos del *Impacto Ambiental,* mereciendo un gran número de trabajos de los efectos de la materia fecal de los animales tratados sobre la fauna estercolera y la muerte de distintas especies de escarabajos estercoleros. La importancia de los escarabajos adquirió ribetes especiales, participando un grupo de biólogos de la USDA (EE.UU.) radicados en Argentina para la captura, multiplicación y exportación de especies en Argentina al país del norte. Su importancia radica en que al anidar los escarabajos en la materia fecal fresca, remueve las deposiciones y reduce la supervivencia y nacimiento de los huevos de *Dirofilaria immitis.*

La era de la ivermectina y las lactonas macrocíclicas demarcó *un antes y un después* en la terapéutica de las enfermedades parasitarias. Bulman compiló la información disponible del empleo de la ivermectina y los trabajos publicados entre 1981 y 2011 durante su desarrollo en Argentina, en una extensa monografía que publicó la Revista Veterinaria Argentina (Buenos Aires) en abril-junio 2013, en tres entregas. No obstante, debe admitirse que en su uso se incurrió en considerable confusión entre las distintas lactonas y sus propiedades específicas, ya que poseen *propiedades similares pero no iguales.* Un ejemplo que manifestó estas diferencias fueron los trabajos comparativos entre uno o más lactonas macrocíclicas en el tratamiento y prevención de la miasis *(Cochliomyia hominivorax),* frente a un grupo control no tratado, rescatándose entre éstos en especial un cuidadoso estudio con revisaciones diarias de terneros a campo durante un mes (Marcelo A. Bulman (h.)), realizado en Mercedes (Corrientes).

Los trabajos de desarrollo se extendieron con el ingreso en el mercado de *formulaciones modificadas* de este grupo químico. El control de las endoparasitosis en ovinos, bovinos, equinos, porcinos y caprinos fueron objeto de numerosos trabajos de investigación, epidemiología y tratamiento, con énfasis sobre el *impacto en la producción* en todas las categorías y la *aptitud reproductiva de las hembras.* En ganado lechero, la eprinomectina - sin restricciones de uso, el denominado período de retiro para el consumo de la leche - tuvo su momento de preferencia. Las demás lactonas macrocíclicas poseen períodos propios de retiro pre-faena y restricciones para el consumo lácteo.

Entre 1990/1997 se publicaron en los medios específicos tanto nacionales como internacionales la importancia del control de los endoparásitos con ivermectina 200 mcg/kg durante 14 meses con los intervalos recomendados, en la composición de la res (carne, grasa y hueso), como también sobre los caracteres organolépticos (gusto, terneza) de la carne (Carlos Garriz *et al*, Laboratorio de Carnes, Centro de Investigaciones Científicas, INTA, Castelar). El trabajo completo fue presentado en el XXII° World Veterinary Congress, en Montreal (Canadá), en agosto de 1987. El estudio se repitió en otros en la Pampa Húmeda.

Por primera vez, se estableció el impacto del control de nematodes gastrointestinales, en el logro de una adecuada *abertura pélvica* en vaquillonas primíparas (Bernardo Beckwith *et al*, 1988). En cerdos, Tolosa *et al* en Río IV, Córdoba, en 1990, estudiaron el efecto de la ivermectina sobre la ganancia de peso, conversión alimenticia y otros parámetros de producción, desde el destete hasta la faena.

La aprobación oficial de ectoparasiticidas

Aproximadamente en los 80 se adaptó y habilitó el ex Lazareto Cuarentenario de Cambá Punta, a poca distancia del aeropuerto homónimo de la ciudad de Corrientes, para ensayos de eficacia y aprobación de garrapaticidas.

Para el mismo propósito pero de antisárnicos se habilitó el ex centro del CEPANZO en Azul. Durante años también y para controles oficiales de nuevos antisárnicos en bovinos y ovinos, se permitió el uso de instalaciones provisorias en establecimientos rurales próximos a Indio Rico (Buenos Aires), entre Coronel Pringles y Tres Arroyos. Las normas de SENASA en vigencia exigían la concentración de números elevados de animales con alta infestación, cada vez más difícil de conseguir, debiendo recurrir a la infestación inducida, pero cualquier cambio de clima hacía peligrar el inicio o sentenciaba la conclusión prematura del ensayo.

La multiplicación de medicamentos con iguales principios activos

Una característica de la comercialización de antiparasitarios en las últimas décadas del siglo pasado, fue la puesta en venta de medicamentos por una enorme gama de laboratorios, de los denominados *genéricos* con los mismos principios activos o drogas de los laboratorios que descubrieron y desarrollaron las nuevas drogas *originales*. Cuando las Marcas Registradas vencieron, las estanterías en las veterinarias se llenaron con diferentes presentaciones, por ejemplo de abamectina e ivermectina, variando los envases, sus colores, y el respaldo de *marketing*, con promociones a veces increíbles, que incluían hasta autos y camionetas. Se vendía en base a precio y las promociones y no específicamente por calidad. Raramente se veía el lanzamiento de una nueva droga. La enorme fragmentación del mercado y la multiplicación del número de pequeños laboratorios, en muchos casos tercerizando el envasado de la droga importada por carecer de planta propia, no fue precisamente y en general, un *aporte positivo* a la parasitología veterinaria. En parte, incrementó el sobreuso de drogas en tratamientos repetidos, en general sin diagnóstico previo de su necesidad, y se favoreció hasta significativamente, en la aceleración del arraigo de la temida *resistencia*.

{Dos palabras con respecto a las falsificaciones de drogas y productos, lamentablemente de frecuente hallazgo en el mercado de productos farmacéuticos pero prácticamente desconocido en el de veterinaria. A fines de la década del 80, en pleno auge de venta de IVOMEC (MR de la ivermectina de MSDAgvet), aparecieron partidas adulteradas en el mercado en diversas áreas del país, con copias casi fieles del frasco y envase original de la presentación de 500 ml, que causaron serios perjuicios a los productores y que necesitó el trabajo policial y judicial para desmembrar las organizaciones delictivas}.

La vacuna EG95 recombinante para control de la echinococcosis

En 1995 se comunicó la creación de la *primera vacuna recombinante* (EG95) proveniente de Nueva Zelanda y Australia, para prevenir la infección de los huéspedes intermediarios con *Echinococcus granulosus*. Se montaron y ejecutaron en Argentina y Chile extensos ensayos piloto a campo - O.Jensen, en colaboración con M W. Lightowlers (Universidad de Melbourne, Australia) y D. Heath (AgResearch, Wallaceville, Nueva Zelanda) - en los valles de la precordillera patagónica, tanto en ovinos como caprinos. La vacuna fue recientemente producida en Argentina, aprobada por el SENASA y comercializada a partir del 2011. Ha surgido un problema logístico, buena parte de los animales en riesgo y que deben ser vacunados, pertenecen a pequeños productores, sin medios económicos para cubrir los costos, siendo deseable y lo más lógico que surgiera apoyo oficial. *{El pedido no es inusual y posee antecedentes. En la lucha contra la hidatidosis/echinococcosis en la Patagonia, el praziquantel y anteriormente el bromhidrato de arecolina para el tratamiento de perros en las concentraciones caninas, fueron adquiridas por los estados provinciales}.*

Se han multiplicado los ensayos oficiales y otros subvencionados por la industria veterinaria, tanto en ovinos como en caprinos, en Argentina y en Chile. Los resultados son buenos a muy buenos, pero faltaría continuidad, lograda con el apoyo estatal en la adquisición de la vacuna y seguimiento oficial.

Evolución y estado actual de la lucha contra la garrapata

Rhipicephalus (Boophilus*) microplus,* la *garrapata común del vacuno* en las provincias del nordeste y noroeste y el norte de provincias del centro del país, fue controlada mediante la lucha sistemática hasta reducir considerablemente el área infestada. En general el sistema impuesto con la participación de *paratécnicos*   auxiliares fue eficaz, resaltando su previo aprendizaje en jornadas maratónicas intensas, para que este personal conociera detalladamente el ciclo evolutivo y distinguieran los sucesivos estadios - fundamental para interpretar la limpieza de tropas - paso obligatorio previo a su despacho a "zona limpia" en el sur. No obstante, el avance en la lucha siempre tropezó con el sucesivo diagnóstico de poblaciones resistentes al empleo de los fármacos en uso, como los arsenicales, clorados, órgano-fosforados, piretroides sintéticos (la cipermetrina y la alfa-cipermetrina) y una formamidina, el amitraz, para alcanzar finalmente a las lactonas macrocíclicas.

Con antecedentes en el uso de garrapaticidas y resistencia de cepas de *Riphicephalus microplus* en Sud Africa y Australia, más tarde en Méjico, Venezuala y Colombia, fue descrito en Argentina frente a los arsenicales (Núñez, 1980, órganoclorados (Boero, 1953), y a los órganofosforados (Grillo Torrado, 1976; Pérez Arrieta *et al*, 1980; Bulman *et al,* 1980). Varias de las cepas resistentes halladas en la "zona sucia" y "de lucha" fueron enviadas al laboratorio Bayer, en Leverkusen (Alemania), donde se corroboraron los resultados, posiblemente con pequeñas diferencias del *grado de resistencia* de la cepa estudiada. Luego con el uso masivo de los piretroides sintéticos – la cipermetrina – a partir de la disminución de eficacia de los OF, no pasaron más de 10 años (1969/1970) que el hallazgo de falta de eficacia de esta droga se sucedieron rápidamente. Finalmente en 1996, a menos de un año del lanzamiento de la alfacipermetrina al 5%, que había sido aprobada en ensayos oficiales, se describió la cepa resistente Navidad en un establecimiento de Paso de los Libres (Corrientes),

La evaluación a campo de los principios activos ha motivado muchísimos trabajos entre 1976 y 1984, y la medición de la eficacia de los sistémicos inyectables, las lactonas macrocíclicas (Bulman *et al,* desde 1976). En cambio la divulgación de normas para el correcto manejo de los baños de inmersión y de los intervalos entre tratamientos, con el fin de lograr eficacia y *demorar* la aparición de resistencia, recibió menor atención (Bulman *et al,* 1976; Núñez *et al,* 1980). Signorini (com. personal, 1996), indicó que el SENASA en su vigilancia de establecimientos en la Provincia de Corrientes para la detección precoz de poblaciones de garrapatas con indicios de resistencia, encontró que el 61% de los baños de inmersión controlados usaban concentraciones de droga inferiores (rango 0 – 75%) a las indicadas en los marbetes.

Si bien no autorizados como garrapaticidas por el Servicio Nacional para la limpieza y despacho de tropas, hubo también estudios del uso de productos solo o en combinación denominados *inhibidores de crecimiento* de la garrapata - ejemplo el fluazurón - pero su aplicación y manejo ofreció dificultades y no alcanzó una significativa aceptación. Debe considerarse que gran parte del país, desde la mitad superior de Buenos Aires hacia el norte, ofrece a la garrapata *Rhipicephalus microplus* un hábitat adecuado para sobrevivir y multiplicarse, por lo que la lucha desde un primer momento fue cuesta arriba, al combatir el parásito en terreno que le era climáticamente favorable. El *calentamiento global* no favorece la erradicación, siendo el clima subtropical y los inviernos cortos, factores favorables a la supervivencia larvaria del ácaro. Varios ensayos con larvas dentro de pequeños viales metálicos y colocados a resguardo únicamente de la pastura durante todo el invierno, llevados a cabo en los INTA de Castelar y Balcarce, demostraron la extraordinaria capacidad de supervivencia aún en estas condiciones adversas.

Finalmente, a pesar de los extraordinarios progresos en el control, la falta de financiamiento de la campaña de control y erradicación por las autoridades sanitarias nacionales a fines del Siglo

XX, interrumpió bruscamente la lucha y originó *un notable retroceso sanitario*, con una consecuente tasa de re-infestación de áreas consideradas limpias y la prima-infestación de otras libres de la garrapata. El problema sanitario creado no es fácil de ser superado, recordándose que *Babesia bigemina, B.bovis* y *Anaplasma* sp llegan de la mano.

Parásitos emergentes y reemergentes

Los parásitos animales poseen entre otras características, dos cualidades que sobresalen, migran con facilidad y aprovechan los cambios climáticos. El hombre es su aliado irremplazable, tanto por controles sanitarios de poca efectividad o incumplidos, o porque juntos las autoridades sanitarios y los veterinarios en funciones oficiales aceptan cambios y estructuras migratorias como inevitables. Los productores colaboran quizás inocentemente y posiblemente en la búsqueda de beneficios y ventajas inmediatas, ignoran posibles daños mediatos. Las pérdidas en el largo plazo y los costos de adoptar medidas sanitarias correctivas son enormes.

Las Enfermedades Emergentes son aquellas descritas en los últimos 30/40 años e incluyen enfermedades conocidas pero cuyo agente causal ha sido hallada y recientemente. Las Enfermedades Re-Emergentes, en cambio, poseen una historia de haber sido descubiertas con anterioridad pero con un incidencia baja, que han reaparecido en las últimas dos o tres décadas, ya con una elevada incidencia y brotes importantes, causando un impacto en la salud animal, y en la producción en una zona o región geográfica.

Los cambios climáticos por calentamiento global existen y no entran en discusión, y comúnmente se les atribuye ser la causa de las migraciones de las especies parasitarias, y un serio reto para futuras migraciones y afianzamiento en zonas nuevas. No obstante, el hombre de diversas maneras y sustancialmente ha contribuido al avance del problema. En medicina humana, buena parte de los recientes trabajos señalan también cambios en la transmisión y avances de las zoonosis.

En Formosa, en una región semi-árida cercana a Salta, se estudió la presencia y notable migración de la garrapata *Ornithodoros rostratus* (Argasidae) parasitando cerdos y hatos caprinos, muchos propiedad de los pueblos originarios nómades en el oeste de la Provincia de Formosa. Las larvas y ninfas del parásito tienen la habilidad de sobrevivir durante años en corrales abandonados, siendo sumamente agresivos ante el ingreso de nuevos animales e inclusive del hombre, en el cual la *picadura* es sumamente dolorosa y causa una inflamación pruriginosa extensa a su alrededor. La *coccidiosis* en bovinos, ovinos, caprinos y en avicultura, recibió también renovado interés con aportes actualizados en varios centros de investigación. En los 80, al evaluar la presencia de Anemia Infecciosa Equina en el nordeste, fueron estudiadas la tripanosomiasis equina (*Trypanosoma equinum*) y la babesiosis equina (*Babesia equi*), como también el nematodo *Onchocerca cervicalis,* que posee flebótomos del género *Culicoides* spp como huésped intermediario de sus microfilarias o estadios inmaduros encontradas en *bolsillos* del tejido cutáneo y percutáneo, especialmente en la línea media ventral.

En la Cátedra de Parasitología de Río IV (UNRC), J. Tolosa *et al* actualizaron la terapéutica contra la miasis gástrica en equinos (*Gasterophilus* spp).

En el CEDIVE (UNLP) en Chascomús, J. R. Romero estudió la sobrevivencia en el medio del ácaro de la sarna ovina, *Psoroptes ovis*, en el vellón esquilado o cuando fuese desprendido del animal en los encierres en los corrales de esquila. En el mismo centro, Sanabria publicó estudios referentes a las especies de garrapata presentes en Argentina, con actualización de su hábitat y patogenia específica, y en el INTA (Rafaela), Guglielmone actualizó notablemente el conocimiento taxonómico de las Ixodidae. En la búsqueda de alternativas de control frente a gastrointestinales, el control biológico de los estadios infectivos de nematodos con el uso de esporos en las pasturas del hongo nematocida *Duddingtonia flagrans* recibió la atención de diversos grupos de estudio e investigación.

Entre los parásitos exóticos se diagnosticó *Hypoderma bovis* o *heel-fly* como es conocido en el hemisferio norte, en toros Santa Gertrudis importados por vía aérea en 1968 desde Texas y Florida (EE.UU.) por el Gobierno de Corrientes y alojados en un lazareto provisorio en instalaciones del Ejército, en las afueras de Goya. Otro episodio en el Lazareto Cuarentenario del Puerto de Buenos Aires, apunta a la necesidad del uso de instalaciones seguras y adecuadas para los animales importados, y la atención de personal debidamente instruido.

El trematodo *Fasciola hepatica* mostró una reemergencia con variadas escalas de importancia, por el pastoreo de vacunos y ovinos en áreas infestadas con el pequeño caracol *Lymnea viatrix*, ante la creciente necesidad de ocupar zonas habitualmente consideradas marginales y únicamente ocupar éstas bajo condiciones especiales *y* con tratamientos molusquicidas previas.

Dracunculus insignis fue descrita como una EE muy poco común, al menos con los limitados estudios realizados, en un puma *Felis concolor concolor* en una reserva provincial y en perros domicilarios en la zona urbana de la ciudad de Formosa. *Raillietia auris* es otro parásito poco frecuente en el interior del oído externo de vacunos adultos hallados en Formosa, en 1984, cuya patogenia es mayormente desconocida. *Ornithodoros rostratus*, una garrapata argásido de hatos caprinos de los pueblos originarios en el oeste de Formosa, fue redescubierta 400 km al este en tropas migratorias en busca de campos con mejor pastura para engorde y venta en los centros de consumo. *Amblyomma neumanii* de frecuente hallazgo en el noroeste argentino, fue hallado parasitando vacunos 600 km al sur, en la provincia de Córdoba, durante dos años consecutivos.

Melophagus ovinus, o falsa garrapata del ovino, migró de la costa atlántica de la Patagonia a los valles andinos de esa vasta región, donde constituye un parásito común que supera en importancia a *Psoroptes ovis*, y se han descrito también parasitando ovinos en el sudeste de la Provincia de Buenos Aires, lejos de su hábitat original. El trematode del rumen de los vacunos *Paramphistomum* sp fue descrita en solo dos hallazgos aislados en Santa Fe y Corrientes, siendo clasificada por Sanabria *et al* en el CEDIVE en Chascomús y Moriena en la UNNE (Corrientes). No se le atribuye importancia patológica.

El cambio climático fue enfocado desde la óptica de la parasitología veterinaria ante la emergencia y re-emergencia de especies parasitarias, especialmente ectoparásitos, que demostraron interesantes migraciones a nuevas áreas. La entomología se tornó importante para la parasitología veterinaria, tal fue el caso de *Lutzomyia longipalpis,* transmisor de la leishmaniasis - una zoonosis - su ciclo y hábitat, como también el rol de diversos mosquitos picadores/chupadores, entre ellos los transmisores de *Dirofilaria immitis.* Ya en los primeros años del presente Siglo XXI se lanzó el desde esferas oficiales el concepto de *tenencia responsable de los animales de compañía,* para reglamentar la atención clínica de caninos enfermos de leishmaniasis y su convivencia con el hombre, pero el tema es al menos difícil, posee sus aristas y aún quedan pendientes de resolver determinados aspectos para su implementación. Recordemos que el aspecto clínico de un enfermo crónico es sumamente deprimente para el propietario, y lleva en muchos casos a optar por la eutanasia. En el reciente Congreso Mundial de Parasitología en Buenos Aires (2011), se incluyó un Simposio Especial de Animales de Compañía, con Mesa Redonda de Leishmaniasis y participación de especialistas internacionales invitados de Israel y Brasil.

En la última década, Brouwer SA lidera un Grupo de Trabajo de Cambio Climático y Enfermedades Emergentes, integrado por representantes de la Cátedra de Parasitología (FCV, UBA), AAPAVET, Sociedad de Medicina Veterinaria, entomólogos, clínicos y otros, para estudiar el control de parásitos hematófagos externos, especialmente dípteros, en caninos. Organizó varias reuniones, trajo disertantes de relieve, reunió y difundió valiosa información sobre el tema, y fueron publicados trabajos sobre el Cambio Climático y la creciente importancia de las Enfermedades Emergentes y Re-emergentes (Bulman y Lamberti, Veterinaria Argentina, 2011).

Farmacología, farmacodinamia, farmacocinética y terapéutica.

Esta monografía quedaría incompleta si se obviara mencionar en la segunda mitad del siglo pasado el crecimiento en número de los estudios de farmacología, farmacodinamia y farmacocinética de los antiparasitarios, que vivieron su auge con la introducción de las lactonas macrocíclicas, No obstante, previamente los bencimidasoles orales fueron objeto de extensas evaluaciones, y luego en 1995 enriqueció la terapéutica otro producto novedoso como el ricobendasol (un bencimidasol inyectable), que apoyado por extensos estudios de la industria, precisó no obstante de minuciosos estudios farmacológicos previos a su aprobación. En la clínica de animales de compañía, la introducción de noveles productos para combatir la pulga, la garrapata y reducir la población de moscas picadoras, originalmente en polvos y luego aplicados en *spot-on* y más recientemente con *pipetas*, con permetrina (70 mg/kg) o fipronil (un fenilpirasol), revolucionaron y simplificaron el tratamiento de las mascotas.

Sobresalieron en estas áreas las Cátedras de Farmacología de La Plata (UNLP) y de la UNCPBA (Tandil), y los informes fueron y son obligatorios integrantes del dossier en el SENASA de nuevos productos antiparasitarios y fármacos para su aprobación y uso. Debe reconocerse también, el aporte de la industria con sus investigaciones y desarrollo de nuevas drogas, dosis o vías de aplicación, que en un buen número de casos trabajaron juntos en equipos multidisciplinarios.

La contribución de los órganos de difusión escrita

Ningún resumen de la evolución de la *parasitología veterinaria* en Argentina, estaría completo sin mencionar la difusión de conocimientos por las revistas especializadas y de difusión en el medio. La Revista de Medicina Veterinaria, de la Sociedad homónima, cumplió 100 años en 1915, mientras que Veterinaria Argentina (antes Gaceta Veterinaria) acompaña a la profesión desde 1939. La divulgación de información diversa relacionada con la parasitología tuvo a su vez, a nivel nacional, el apoyo de revistas de divulgación técnica, y tuvieron su apogeo con Plantel, Therios y Pets, Agroempresa, Síntesis de Noticias (CPMV), Revista del Colegio de Médicos Veterinarios de la Provincia de Bs. Aires, CAPROVE Informa, Correo Veterinario (SOMEVE), Proyección Rural, Revista Militar de Veterinaria, Revista Argentina de Producción Animal, Acintacnia y Presencia (ambos del INTA), Ovina, Braford, Redactor Agroindustrial, Cebú y Derivados, Veterinaria (UNNE), Revista Motivar y otras. En el orden internacional, trabajos argentinos fueron publicados en revistas especializadas de Brasil, Uruguay, Bolivia, Méjico, Chile, Colombia, Perú, EEUU, Canadá, Sudáfrica y el Reino Unido.

A partir de 1960, con la asistencia y participación en Congresos Mundiales, Regionales y de la WAAVP, la parasitología veterinaria argentina fue insertándose en el contexto internacional, donde el nivel alcanzado y la excelencia de los trabajos presentados merecieron el interés y reconocimiento unánime.

El lado oscuro, la creciente presencia de Resistencia a los antiparasitarios

En la mayor parte del mundo, el control de los nematodos gastrointestinales y de los ectoparásitos depende casi exclusivamente de la aplicación masiva a todo el grupo animal de drogas químicas. Durante los últimos 30 años esta tecnología de insumos, favorecida por su practicidad y alta eficacia, ha sido ampliamente favorecida por los productores de todo el país. Sin embargo, la emergencia y rápida dispersión de parásitos resistentes a los antihelmínticos y ectoparasitarios representa una alta amenaza para los sistemas pastoriles - y ahora en los *feed-lot* - que dependen del uso de éstos para mantener elevados índices de productividad. En antihelmínticos el fenómeno es mayor en la producción ovina y caprina, pero igualmente en bovinos y también en equinos - frente a los bencimidasoles se diagnosticó a los pocos años de comenzar su uso – pero al escribir esta contribución aún existen establecimientos con pérdidas productivas de similar magnitud a las halladas a mediados del siglo XX. En semejante contexto la resistencia está provocando uno de los mayores desafíos para la salud y productividad animal, habiendo intervenido la FAO (NN.UU.), el INTA y varias Facultades de Veterinaria de las Universidades Nacionales, y requiere de una redefinición sobre el control de los parásitos y en cómo deberían utilizarse las drogas disponibles.

En la clínica de los animales de compañía, el fenómeno aparece como una seria amenaza en el futuro mediato, especialmente refiriéndose a los parásitos externos. La gravedad del problema y el avance de la resistencia de las especies fueron expuestas por especialistas de todo el mundo en el reciente Congreso Mundial de Parasitología Veterinaria, WAAVP XXIII°, en 2011, en Buenos Aires.

Si bien existe información puntual sobre algunas pérdidas productivas directas, se desconoce a nivel nacional cuál es el impacto económico que están causando estos fenómenos en la producción, sea bovina, ovina, porcina, caprina o equina. Existen variables inherentes a los sistemas ganaderos, y al número y patogenia de las poblaciones de nematodos que dificultan las estimaciones sobre la utilización de productos ya inefectivos, debido al desarrollo de resistencia.

Sin ninguna duda la *resistencia en parasitología veterinaria* es un tema de actualidad sumamente importante, y queda pendiente hallar la solución o soluciones en el inmediato futuro.

El mal empleo tanto de los endo como ectoparasitarios por el hombre ha sido un factor fundamental en la creación de resistencia. Dos ejemplos sobresalen: las ivermectinas frente a los gastrointestinales en bovinos y ovinos, y la cipermectina en *pour-on* en forma masiva para disminuir la infestación de *Haematobia irritans*, en gran parte como una norma de trabajo sin diagnóstico de la situación parasitaria real y mayormente a criterio del productor o mayordomo. Analizado este concepto que fue expuesto y divulgado ampliamente por el autor e investigadores parasitólogos en los últimos 15 años, se basa en la necesidad de *convivir* con infestaciones mínimas, logrando con ello una menor eliminación de la población *susceptible* y sobrevivencia/multiplicación de la *resistente*.

En las grandes estancias, es común aplicar una lactona macrocíclica por vía parenteral a *todos* los animales bovinos del establecimiento, sean terneros, destete, reposición o ganado adulto, en no menos de tres oportunidades anuales. La recomendación es aplicar al destete en preinvierno y primavera, y a los animales de compra previo análisis (*hpg*) a su ingreso; a las vaquillonas preservicio y a otras categorías según periódicos estudios coprológicos, y a las vacas adultas solo excepcionalmente, edad en donde la producción y eliminación de huevos es menor. Como es obvio, la asistencia profesional es una necesidad y para el productor, una buena inversión.

El ejemplo del tratamiento parasitario de la Mosca de los Cuernos *(Haematobia irritans)* con cipermetrina o mezclas similares en dispersión dorsal, ante la sola presencia de unos pocos ejemplares revoleteando o alimentándose en un rodeo, en especial en los primeros años después de su introducción al país en 1992 proveniente de Brasil y Paraguay, facilitó la rápida creación de resistencia y la falta de eficacia de la droga. En ambos ejemplos, sin lugar a duda, facilitó esta incongruencia sanitaria el bajo costo de los productos.

Congreso Mundial de Parasitología Veterinaria (WAAVP XXIII), Buenos Aires 2011.

De elegir el evento sobresaliente de estos 100 años, sin dudas el reconocimiento unánime recaería sobre la realización del XXIII° Congreso de la WAAVP (World Association for the Advancement of Veterinary Parasitology) en Buenos Aires, del 21 al 24 de agosto, 2011.

Organizaron en conjunto AAPAVET y la Sociedad de Medicina Veterinaria, y participaron activamente colegas del vecino Uruguay. Merece destacarse la realización de este Congreso Mundial por primera vez en Argentina, en una serie que a la fecha alcanza venticinco eventos internacionales. El evento se realizó en el Hotel Panamericano, a metros del obelisco. Asistieron 884 parasitólogos de 60 países, lográndose la activa participación de excelentes especialistas en las distintas áreas en sesiones plenarias, conferencias, mesas redondas, sesiones de posters y exposición de la industria, que colaboró magníficamente.

Presente y futuro

Los últimos años no han sido fáciles, y hay quienes pronostican dificultades en mantener el alto nivel de la parasitología veterinaria argentina, al menos en la próxima década. Han participado factores ajenos a la posibilidad de resolución, que en su conjunto llevaron a una reducción de proyectos e investigaciones, el trabajo de equipos y la producción prolífica de trabajos, sintiéndose paralelamente el menor interés y participación del productor por falta de incentivos, o los altos costos económicos. Tampoco es un factor ajeno la carencia o escasez de nuevas moléculas en desarrollo, pero el descubrimiento de ésta o éstas, sería una condición *sine qua non* para nuevas inversiones de la industria. La introducción al mercado de éstos lleva un largo y complicado proceso de elevada inversión, y sin una cierta seguridad de éxito, los laboratorios no estarían dispuestos a arriesgarse. No obstante rompió este período de aridez una nueva clase de antihelmínticos - los derivados amino-actonitrilos o AAD - siendo el *monepantel* (Zolvix de Novartis), presentado como una novedad en el Congreso Mundial de Parasitología en Buenos Aires en 2011, para el control de nematodos gastrointestinales de ovinos y caprinos, pero diversas situaciones hicieron que todavía la droga no tuviese gran penetración en el mercado. Otro problema, sumamente importante para la industria y el lanzamiento en el mercado local de nuevas drogas, con todo lo que significa una inversión de capital, es la protección de la Marca Registrada, *que en la Argentina no siempre se respeta,* y a veces con un apoyo oficial y judicial algo laxa. No obstante, se vislumbran avances en ésta y en otras áreas, pero son temas aún pendientes y de alta prioridad de solución.

¡Pero como rezaba el viejo dicho de nuestros padres, *no hay mal que dure cien años,* y el de los abuelos que repetían ante un contratiempo, *siempre que llovió, paró*! Hagamos votos y confiamos en que la importancia de la parasitología veterinaria permanezca en vigencia y con mayor empuje y nuevo crecimiento, surgirán originales estudios y adaptándose a los cambios habrá seguramente renovadas inversiones para hacer frente a los desafíos…y fruto de ello, la publicación en las revistas especializadas de excelentes trabajos en este apasionante tema, cada vez más interesante, absorbente y compleja.

Posiblemente existen pocas profesiones que hayan sufrido tantas variantes en su presencia en el medio rural como en el doméstico. En la atención de la ganadería – que incluye todas las especies – en las últimas décadas han influenciado los precios y comercialización del ganado, la exportación y demanda internacional, el sistema de manejo, cría y engorde, la demanda local y el tipo de carne en las góndolas, el notable cambio desde las grandes extensiones pastoriles a la reducción de espacios con el avance de la agricultura y el afianzamiento de los corrales de engorde – los *feed-lot* – la llegada de nuevas generaciones de productores mejor informados y partícipes activos en las decisiones con la incorporación de nuevas y modernas tecnologías, mayor comunicación entre el productor y su médico veterinario, los tratamientos profesionalmente guiados y diagnósticos previos de laboratorio. La mayor producción es una enorme necesidad, que se logra esencialmente con mayor sanidad, donde el factor parasitología es primordial. Sin sanidad no se puede aspirar a una mejora en la producción medido en porcentajes de terneros nacidos sobre la existencia actual de vientres, cuyo promedio general en el lustro previo a este trabajo no superaba en las zonas de cría del país el 58%, con extremos entre el 40 y 85%.

Para lograr superar estos datos resulta necesaria la adopción de un paquete tecnológico mínimo que contemple aspectos como la mejor de la nutrición, carga animal equilibrada, mejoras sustanciales en el manejo, aplicación de un calendario sanitario controlado, y la implementación de prácticas más eficientes en el manejo de los endo y ectoparásitos.

Constituye quizás una sorpresa que en 2010, el total de los gastos en sanidad animal de los establecimientos ganaderos, en todo el rubro, incluyendo al costo de la vacuna antiaftosa, no superó el 3% (9° Aniversario MOTIVAR, octubre 2011). Hoy estas cifras seguramente tendrán variantes, pero en general siguen bajos.

El médico veterinario también ha evolucionado, adaptándose a la necesidad creciente de tener como meta la productividad, en el que no es ajeno el manejo de la alimentación. Se observó un mejor posicionamiento del profesional y nuevamente se incrementó la figura del médico veterinario residente, y el de las visitas programadas. En el rubro de la parasitología, el reto enorme de la resistencia a los antiparasitarios hace también la inclusión de medidas de manejo. (G.M.Bulman, *Remembranzas, una vida dedicada la sanidad animal,* AAPAVET/Biogénesis Bagó, 2006; *Evolución de la Medicina Veterinaria Argentina, diferencias entre dos siglos,* I y II, Capítulo Historias, MOTIVAR (Bs. Aires), 6, 59, 2007; Veterinaria Argentina, Capítulo Especial Parasitología Veterinaria, 2012).

La creciente participación del Médico Veterinario se materializa también bajo otras modalidades, como la figura del veterinario acreditado corresponsable sanitario, principalmente en programas de control y erradicación de Brucelosis y Tuberculosis bovina en las regiones de producción láctea (Resolución 115 (SEAGyP, 1° de marzo, 1999). Pero también constituye un hecho que con el avance de la agricultura y el traslado en muchos casos de las explotaciones ganaderas a la zona norte del país, fue necesaria la adopción de nuevas tecnologías que implicaron la habilitación de campos de pastoreo con implantación de pasturas, y una mayor densidad poblacional de animales en relación a las superficies disponibles. Con el advenimiento de estas tecnologías se observa un mayor impacto de las enfermedades en los sistemas productivos, como por ejemplo, mayor presentación de brotes de gastroenteritis verminosa, enfermedades respiratorias en terneros, brotes de anaplasmosis y babesiosis – en especial en los movimientos de ganado entre campos y hasta potreros, según los niveles de infestación de *Rhipicephalus microplus*. Esta situación lógicamente genera una mayor demanda de atención veterinaria.

Colofón

Escribir esta monografía no fue una tarea simple, ni se completó en un par de semanas. Reunir información de los orígenes de la ganadería en Argentina, desde la llegada de las primeras remesas de animales, y de la Medicina Veterinaria y Parasitología Veterinaria desde su comienzo y en especial en los últimos años, significó mucho más que recurrir a la memoria propia o de colegas amigos, o bajar de Internet los necesarios datos. A pesar del intenso trabajo, que he disfrutado, seguramente han quedado muchísimos temas, publicaciones técnicas e investigaciones sin menciona o analizar. Desde la misma propuesta original, tampoco fue intención de presentar un *simple relato* con secuencia de fechas y trabajos publicados, con énfasis de la parasitología veterinaria en los últimos 120 años. La oportunidad y el tema daban para mucho más. Para el autor lograr esta *historia* es haber reunido en un solo documento con formato de monografía la información de un gran número de fuentes confiables y presentarla en forma amena y entretenida, rodeada de un especial halo de novela, libre de la tradicional aridez propia de una monografía de esta naturaleza. Las reflexiones intercaladas sobre algunos eventos y episodios, los cambios y su impacto mediato e inmediato en la parasitología veterinaria rioplatense, probablemente den lugar a alguna controversia, por los mismos conceptos o por evitar un lenguaje muy técnico eligiendo la simplicidad, pero es lo que finalmente quedó plasmado. Admitamos que ningún autor es más erudito por expresarse *en difícil,* y permite llegar mejor al lector e imprimir los mensajes. Pido entonces sinceras disculpas al lector que pudiera sentirse molesto y al hacerlo, *ruego a los colegas artífices de esta parasitología veterinaria nueva y moderna, un mundo de comprensión…*de haberles captado su atención e incrementado su interés, descanso satisfecho.

Summary

EVOLUTION OF VETERINARY PARASITOLOGY IN ARGENTINA

**Reminiscences, reflections and comments, from the origins of cattle in the
River Plate to the present times**

- 481 years of history, 1536 – 2017 -

The evolution of veterinary medicine and parasitology in Argentina is related to the history of
cattle breeding. The monograph commences therefore with the arrival of the first 72 horses
and an unspecified number of bovine cattle with Pedro de Mendoza, in the *First Foundation of
Buenos Aires* in 1536. In 1580, 44 years later a further 1.600 head of cattle were introduced by
Juan de Garay in the *Second Foundation*, followed by various new overland arrivals from the
north, in the continued efforts by Spain to remain ahead of the permanent menace of rumored
portuguese expeditions. The author attempts following the fortune of the survivors of these
animals on being abandoned when the Spaniards were forced to leave, to 1826, when
Tarquino, the first pedigree Shorthorn bull was imported from Great Britain, followed by
pedigree Aberdeen Angus and Hereford cattle, thus commencing a new era of modern cattle-
breeding in the country. The author also refers to the first wire-fencing of a cattle
establishment in 1844, and the founding of the Criollo horse breed by Emilio Solanet in 1918,
from selected animals with 375 years of natural selection, free from cross-breeding, found in
Chubut (Patagonia), in the care of a *Tehuelche* aborigen community.

The origin of agriculture at first on small farms within the large *estancias* followed by the
initial extensive farm *colonies* are discussed, and approximately 80 years later the rapid
advancement of agriculture on the best pastoral cattle-lands, with the forced displacement of
cattle to feed-lots and a significant reduction in their total numbers. The monograph then
recalls and comments on important events, such as the special permits for the extraction of
cattle from tick-infested áreas; the introduction of *Bos indicus* in the Mesopotamia; the
diagnosis of Heart-worm disease (*Dirofilaria immitis*) in 1988/89; of leishmaniasis
(*Leishmania (L.) chagasi*) in 2006, and in 1992, the first reports in Argentina of the horn-fly
Haematobia irritans irritans.

The paper covers the history of veterinary medicine and parasitology with special emphasis in
the last 120 years; the founding of Universities with the creation of the Faculties of Veterinary
Medicine and the initial teaching of veterinary parasitology; the original foreign professors and
remembered Argentine lecturers; overviews the first veterinary laboratories and their products;
discusses a selection of large animal health programs and principal animal parasite diseases
and parasites; highlights the creation of the Society of Veterinary Medicine, in 1897; refers to
SELSA, SENASA, INTA, AAPAVET, CONICET, AVEACA, CREA, ERVE and other
institutions, emphasizes different events and episodes - such as the loss of CEPANZO - and
overviews important changes over the years and their impact on veterinary parasitology in
Argentina.

Agradecimientos

El autor agradece muy especialmente a los colegas Oscar S. Anziani, Jorge C. Lamberti, Orlando A. Mancebo y Carlos F. Hereu por sus valiosos aportes, y a Mabel I. Basualdo, Carlos R. Francia, Florestán Maliandi, Rodolfo Perotti y Emilio J. Gimeno, como también a otros apreciados colegas y amigos, tanto por sus aportes, correcciones y comentarios, como sus sanas críticas.

1ª. – Médico Veterinario, UBA 1956. Miembro de la Sociedad de Medicina Veterinaria desde 1956, integrante de la Comisión Directiva 1978-79; Co-Director 1971-75 y Sub-Director 1978-83 de la Revista de Medicina Veterinaria; Consultor Científico de la Revista Veterinaria Argentina, 1984-sigue. Consultor Internacional en Sanidad Animal de FAO (NN.UU.), en Bolivia y Afganistán, 1975-1978. Investigador del INTA (CICV, Laboratorio de Parasitología, Castelar), 1978-1979; Inspector Zonal de CANEFA en La Pampa, luego Santa Fe y Corrientes, 1961-1964; Jefe Regional de Luchas Sanitarias de SELSA en Corrientes, Chaco, Formosa y Misiones, y Coordinador y Vice-Presidente de la Comisión Mixta de Lucha contra la Garrapata, 1964-1970; Investigador Científico (Clase Principal) del CONICET, miembro de Comisiones de Evaluación (COASAC, CASEC) y Primer Director del CEDIVEF (Formosa), 1979-1984; Jurado Invitado para cargos concursados en la UNLaPampa, UNLaPlata y el CEDIVE (Chascomús); Director de Becarios, Doctorados y otros en el país y exterior. Presidente de AAPAVET (Asociación Argentina de Parasitología Veterinaria), 2000-2013 (6 períodos); Presidente del Congreso Mundial de Parasitología Veterinaria (WAAVP XXIII), Buenos Aires 2011. Miembro de la Asociación Internacional de Hidatología (filial Argentina) desde 1998.

Profesión libre en Pergamino y Carmen de Areco (Bs.Aires); San Carlos Centro (Sta. Fe) y Mercedes (Corrientes). Secretario Técnico Ejecutivo de FADEFA, 1971-1972; Director Técnico, División Sanidad y Nutrición Animal, Rafael Kurlat y Cía, 1972-1975; Consultor Externo Internacional de MSDAgvet, luego Director de Servicios Técnicos (Argentina), 1983-1990; Director Técnico (Div. Salud Animal), Cyanamid de Argentina SA, ídem División Internacional Área Latinoamericano, 1990-1997; Adscripto a la Dirección Técnica y Consultor en Parasitología, Biogénesis Bagó, 1997-2004. Consultor externo en parasitología veterinaria, 2004-2017, sigue.

Premio Anual AAPAVET Rioplatense, 1991, 1993, 2000, 2009 y 2012; Premio a la Trayectoria y Excelencia Profesional (Biogénesis SA), 2000; Premio al Reconocimiento Docente por Aportes en la Parasitología Veterinaria (FCV, UNNE), 2006; Premio INTERVET Argentina SA de Estímulo a la Investigación, 2006; Premio a la Trayectoria Profesional (Sociedad de Medicina Veterinaria), 2007.

Autor principal o coautor de 195 trabajos originales con un total superior a 320 publicaciones y resúmenes, 29 en Journals Internacionales, la edición de 15 libros, monografías y apartados técnicos, y el dictado de más de 800 conferencias a través de 61 años de profesión de la Medicina Veterinaria en Argentina, América Latina (Uruguay, Chile,

Bolivia, Paraguay, Ecuador, Colombia y Venezuela), Brasil, Centroamérica y el Caribe, EEUU, Canadá, Europa, y Afganistán en Asia.

a <u>bulman_veterinaria@fibertel.com.ar</u>   <u>gmbulman_medvet@fibertel.com.ar</u>

Anteriores monografías y obras

1.- Medicina Veterinaria y Parasitología en la Argentina entre 1950-2011. Reminiscencias, referencias y diferencias entre dos épocas. G. Mauricio Bulman 2012 (Veterinaria Argentina, 2012; y Revista MOTIVAR 2012).

2.- Desarrollo de la ivermectina en Argentina y países vecinos: el antiparasitario completo que hizo huella y marcó una era, 1981-2011. G. Mauricio Bulman, 2013 (Veterinaria Argentina, Parte I y II, marzo y abril, 2013).

3.- Parásitos y enfermedades parasitarias emergentes y reemergentes, calentamiento global, cambio climático, transmisión y migración de especies. Evaluación de la participación del hombre. G. Mauricio Bulman y Jorge C. Lamberti, 2011 (Veterinaria Argentina, octubre 2011).

4.- Pérdidas económicas directas e indirectas en los animales domésticos por enfermedades parasitarias en Argentina. G. Mauricio Bulman (Academia Nacional de Agronomía y Veterinaria, diciembre 2012).

5.- *Hematobia irritans*: una actualización a 10 años de su introducción en Argentina. Orlando A. Mancebo, Carlos M. Monzón y G. Mauricio Bulman. Veterinaria Argentina, 2001, 18(171) y (172) 119-135. {Premio Anual AAPAVET Rioplatense 2000}.

6.- Transmisión de la Hidatidosis-Echinococcosis en la Provincia de Formosa (Argentina). Orlando A. Mancebo, Eduardo A. Guarnera, G. Mauricio Bulman, Graciela I. Santillán, Marta G. Cabrera, Ariana M. Gutiérrez y Mariela C. Calderón. Resúmenes, 1ª. Jornada Nacional de Ectoparasitología Veterinaria (AAPAVET y FCV, UNNE, Corrientes). 1° de setiembre, 2006.

7.- Historia y evolución de los principales grupos de investigación y enseñanza de Parasitología Veterinaria del sur de América Latina. (Obra de recopilación). Distribuido por AAPAVET en el Encuentro de Veterinarios Endoparasitólogos (ERVE), XX° Aniversario, y en el XXIII° Congreso Mundial de Parasitología Veterinaria, Buenos Aires, 21-26 de agosto, 2011 (16 pp). Pedro A. Steffan, César A. Fiel y Carlos Entrocasso.

8.- Historias y Cuentos...de parásitos. Colección inédita de historias, epopeyas, leyendas, crónicas y pequeñas anécdotas. Libro, 232 pp. Asociación Argentina de Parasitología Veterinaria (AAPAVET), con el auspicio de la Sociedad de Medicina Veterinaria y Biogénesis Bagó. Distribuido a los asistentes al XXIII° Congreso Mundial de Parasitología Veterinaria, Buenos Aires, 2011. G. Mauricio Bulman.

10.- Principales parásitos de los equinos: recientes progresos en su investigación y control. G. Mauricio Bulman (Veterinaria Argentina, Parte I, Vol. XIV, 133, mayo 1997: 162-197; Part II, Vol. XIV, 134, junio 1997: 237-250).

11.- Proceedings, 23rd.International Conference of the World Association for the Advancement of Veterinary Parasitology. Buenos Aires, 21-25 August, 2011. AAPAVET, Sociedad de Medicina Veterinaria. (394 pp). G. Mauricio Bulman *et al.*

12.- Variación estacional de la gastroenteritis verminosa y presentación de brotes clínicos de la enfermedad en caprinos en la provincia de Formosa, Argentina. Orlando A. Mancebo, J. N. Gutiérrez, A. M. Russo, C. M. Monzón y G. M. Bulman. Veterinaria Argentina, vol. XXXI, n° 320, diciembre 2014.

13.- Evolución de la parasitología veterinaria en Argentina, con énfasis en los últimos 100 años (1914 – 2014). Rev. Med. Vet (Bs.Aires) 2015, número aniversario 100 años (1) – 9-33. G. Mauricio Bulman.

Buenos Aires, diciembre 2017.

COLOFON

De parásitos y parasitología, reflexiones finales…

El colofón de una obra permite reflexionar sobre diversos aspectos del tema tratado, los cuales no encontraron cabida con anterioridad.

En un anterior libro (*Historias y cuentos de parásitos,* Biogénesis Bagó (Garín, Buenos Aires), con el auspicio de la Asociación Argentina de Parasitología Veterinaria (AAPAVET), 2007, ISBN 978-987-21457-2-9), hallé unos conceptos interesantes que intuyo vale la pena incluir.

El vocablo parásito se habría originado hace varios siglos del latín *sito* (trigo) y *para* (cercano a), a su vez derivado de un vocablo griego indicando el sujeto que se alimenta, el *comensal – aquél que come en la mesa de otro.* Los *pará – sitos* eran personas que en la antigüedad merodeaban los graneros de los poderosos señores feudales y seguramente los depósitos comunitarios en los asentamientos rurales, pueblos y ciudades, juntando el trigo – muy posiblemente grano por grano – que llegara a caer en las operaciones de carga y descarga del preciado cereal, para alimentarse o eventualmente, vender. Seguramente eran conocidos por su oficio, al caminar las calles vendiendo el cereal, por el cual no abonaba nada. Quizás, pero no tengo ninguna prueba, las *costumbres* de antaño fuesen *similares* a las actuales, y el personaje debía dejar al guardián de turno algún óbolo…

En las ciencias médicas se define como *parásito* al organismo que vive a *expensas de otro más grande y de una especie diferente.* Existen otras definiciones, pero posiblemente la anterior sea la más sencilla y amplia, abarcando a las demás. Con esta definición, incluiremos como parásitos a los virus, las bacterias, ciertos hongos, los animales parásitos y hasta algunas plantas. Convencionalmente, no obstante, se aplica el nombre genérico de parásitos sólo a los organismos con estas características de vida y alimentación pertenecientes al *reino animal.* Los inmensurables misterios del vasto y muchas veces incomprendido *universo* de los parásitos animales, gracias a los estudios que se vienen realizando en todo el mundo, se han ido develando espaciosamente al conocimiento humano. Remontándonos en la historia, una de las primeras medidas sanitarias conocida relacionada con los parásitos y la parasitología, fue la tomada por los judíos ortodoxos aproximadamente 10 siglos aJC, prohibiendo el consumo de carne de cerdo, providencia vinculada a la *triquinosis.*

Luego, en la época de consolidación de los preceptos de Mahoma (570-632), los patriarcas musulmanes también prohibieron a sus seguidores alimentarse con carne de esa especie, evidentemente porque de igual manera *algo* intuyeron de la relación existente entre el consumo de carne porcina, con toda la sintomatología posterior de esta zoonosis. Y para que ningún buen musulmán lector del Corán se olvidara de la prohibición, la incluyeron en la lista de mandatos a cumplir por los seguidores de aquella religión. Del parásito *Trichinella spiralis* y las larvas infectantes en la carne, los *mullah* de esa época – allá lejos y hace tiempo – seguramente no tendrían *ni las más remota idea,* pero la supuesta relación entre los *signos clínicos* y la *ingesta por el hombre de carne* de esa especie, fue *una justificada razón* para imponer semejante sabia resolución.

Desde hace aproximadamente 70 años, pero con mayor relevancia en las últimas cinco décadas, los parásitos internos y externos de los animales domésticos han dejado de ser simplemente *molestos especímenes*, para ocupar un lugar de suma importancia en la explotación ganadera moderna, donde producir cada litro de leche, kilo de carne, capacidad de trabajo equina y gramo de lana, constituye una lucha implacable para cubrir los nuevos requerimientos de la planeta tierra, demanda que crece continuamente y exige todos los años mayores esfuerzos. Igual concepto rige para los animales de compañía. En cuanto a las exigencias de producción, para alimentar a los necesitados en el límite o por debajo del ingreso diario necesario para adquirir la considerada *canasta básica* - y tan sólo en América Latina y el Caribe - el CEPAL (Comisión Económica de América Latina, organismo de las Naciones Unidas, creado en 1948), ha informado periódicamente el número de pobres e indigentes. En 2005, reveló que había 224 M de pobres y otros 100 M de indigentes. Lamentablemente las cifras se incrementan en cada nuevo informe. Su existencia se atribuye a los incrementos de la población, la marcada división de riquezas y posesión de la tierra, el enorme y grave cuadro de hambruna mundial, la consiguiente desnutrición y el aumento del índice de indigencia extrema, factores resonantes ante los cuales las grandes potencias no siempre aportan la necesaria ayuda, en tiempo ni en forma.

El opresivo como deprimente cuadro se agudiza más cada año, ante desastres regionales como las producidas por enfermedades animales, entre ellas las parasitarias, pero también por las sucesivas guerras y otros conflictos donde son protagonistas las organizaciones guerrilleras, fanatismo religioso o la aparición de dictadores - marginando vastas zonas productivas ganaderas y agrícolas - han dejado impactos significativos pero siempre negativos. En efecto, a las progresivas y limitantes exigencias sanitarias oficiales, muchas buenas pero otras sumamente cuestionables, *a veces parecerían traídas de los pelos* – quizás fundadas en motivos políticos y el comercio internacional, no olvidando el excesivo proteccionismo de algunos países – se debe agregar un empobrecimiento de la tierra por mal uso, repetidos fenómenos climáticos adversos en América Latina y el Caribe como sismos, huracanes, ciclones, maremotos, erupciones volcánicas y depósito de cenizas – a veces a grandes distancias - prolongadas sequias, devastadoras inundaciones y anegamientos por excesivas lluvias con desborde de los ríos - al parecer por los *caprichos* de las corrientes marinas del Niño - y el calentamiento del planeta, con el consiguiente *cambio climático*. Todo lo anterior aparejado con una marcada reducción del *espacio físico* para la explotación ganadera, ante el incesante empuje de la agricultura en búsqueda de las mejores tierras y la demanda global de granos y sus aceites.

Los párrafos anteriores señalan la prioritaria necesidad de producir más y mejor, y una forma de lograrla – quizás la que está más al alcance del hombre - es *reduciendo* las pérdidas producidas por los Parásitos y las Enfermedades parasitarias. La premisa es válida en Argentina pero también en todos los países ganaderos del mundo. Para referirse al tema en este país, se recurre necesariamente al trabajo *"Pérdidas económicas directas e indirectas por parásitos internos y externos de los animales domésticos en Argentina"*, G. Mauricio Bulman. Conferencia, Sesión Especial, Academia Nacional de Agronomía y Veterinaria, Buenos Aires (Argentina), 29 de mayo, 2011. (Publicado en Anales, Tomo LXVI, 66: 76 – 176, 2012 y en Veterinaria Argentina (Buenos Aires), Volumen XXXII, 330, octubre 2015). Se admite que existe escasa disponibilidad de nuevos trabajos sobre el tema, en parte son estimaciones o estudios parciales, a veces sesgados – cuando su objetivo es buscar justificar una financiación – mientras otros trabajos pasaron a ser obsoletos o han sido superados por *cambios de escenario*.

En el trabajo se incluyó y fueron tratados los nuevos conceptos de Enfermedades Emergentes y Re-emergentes, y el interesante tema del Cambio Climático, que favorece la difusión de las especies a nuevas áreas, pero en este caso, hubo muchas veces una necesaria *participación* del hombre. La constante variabilidad hace que año a año pierden actualización las valoraciones de las pérdidas económicas ocasionadas por los parásitos. El avance de especies parasitarias como el caso de *Rhipicephalus* (Boophilus) *microplus* – la garrapata común del vacuno – desde la inmensa Mesopotamia y provincias del noroeste argentino a otras provincias y regiones del país, consideradas limpias o indemnes de infestación, obedece en gran parte a cambios en la aplicación de las normas de control y la *continuidad* y perseverancia en la ejecución de la campaña de tratamientos sistemáticos para erradicar este ectoparásito. Su introducción a otras regiones en el centro y sud de la Argentina, que incluye la rica Pampa Húmeda de los grandes establecimientos de invernada, donde también rigen climas favorables para su vida y sobrevivencia en el invierno, implica un nuevo panorama sanitario por el traslado y difusión de enfermedades como *Babesiosis* y *Anaplasmosis*.

Otro ejemplo de cambio de escenario se registra al estudiar la Mosca de los Cuernos *Haematobia irritans irritans,* primero desde su ingreso al país por las provincias de Misiones y Corrientes en 1992, desde Brasil y Paraguay, y luego su rápida difusión hacia el sud, creándose un *antes y después* de la creación en menos de 10 años, de una fuerte *resistencia* frente a los piretroides sintéticos, aplicadas en formulaciones *pour-on*. En el caso de los nematodos gastrointestinales, la manifiesta resistencia de éstos producida en especial por el sobreuso, llevó a la consiguiente menor efectividad de los antiparasitarios orales y parenterales. En ambos ejemplos anteriores, como también en otros, *han crecido significativamente las pérdidas totales*.

Contrariamente, existen Parásitos y Enfermedades parasitarias en los cuales las pérdidas han *disminuido*, al crearse también cambios de escenario. Un ejemplo es la sarna ovina por *Psoroptes ovis*, principalmente porque las campañas oficiales han sido exitosas, pero también por la enorme reducción del stock nacional de ovinos – de 47 M en 1964 a menos de 14 M en el 2000 – y su concentración en la Patagonia, limitándose notablemente la cría de esta especie en la Mesopotamia y en el sudeste de Buenos Aires, hace no muchos años grandes regiones de cría ovina. En la actualidad, se puede afirmar que la otrora noxa invernal en las provincias de la Patagonia pasó a ser parte de la historia, a tal punto que en la actualidad, jóvenes productores de estas áreas desconocen el parásito y las lesiones producidas, al menos las primeras, en animales afectados.

De igual manera, el panorama de la sarna bovina en la Pampa Húmeda también ha sufrido cambios para bien, por el extenso uso de tratamientos con los productos *pour-on*, principalmente los piretroides sintéticos, para el control de la Mosca de los Cuernos.

La más reciente estimación oficial, confiable y actualizada de pérdidas de producción en los animales domésticos en la Argentina es la presentada por el economista agropecuario Daniel Rearte del INTA (Instituto Nacional de Tecnología Agropecuaria), durante su disertación *"Situación actual y perspectivas en la producción ganadera en Argentina"* en la apertura del XVIII° Congreso Mundial de Parasitología Veterinaria de la WAAVP, en agosto del 2011, en Buenos Aires.

En el análisis de los datos presentados, en un trabajo en conjunto con Carlos Entrocasso (INTA, Departamento de Parasitología, EEAA, Balcarce), arribaron a cifras realmente *impactantes* por su magnitud, de las pérdidas globales anuales en el país por Parásitos y Enfermedades parasitarias. El estudio tuvo una orientación hacia las denominadas Grandes Especies, sin que cubriesen todas las enfermedades, como tampoco las pérdidas en porcinos, caprinos, equinos y camélidos sudamericanos, ni en las mascotas, que hoy se denominan animales de compañía.

Pérdidas directas e indirectas por parasitos internos....................... $ 450.000.000.-

Pérdidas directas e indirectas por parasitos externos...................... $ 450.000.000

Total.......... $ 900.000.000

(En esa ocasión la paridad dólar estadounidense era u$s 1.- = $ 4.35, equivalente a aproximadamente u$s 206.8 M).

Si se analiza el riesgo de pérdidas de producción y ante la existencia total de bovinos y ovinos en el año 2011 (2 ovinos = 1 bovino), cada cabeza *costó* a la Argentina u$s 4,66 / año, cifra que apunta a establecer lo que el país y los productores *dejaron de ganar*. Ya en el año 2012, con fuerte incremento en los valores del ganado mayor en pie, este monto se incrementó a u$s 7,35, algo así en ese momento de u$s 367.5 M / año.

En el ganado lechero, en pérdidas medidas en tambos organizados, se ha tabulado entre 10 y 20% menor productividad, especialmente por pérdidas en el período de recría y su arrastre hasta la primera y segunda parición en las vaquillonas. En vacas lecheras de alta producción, en la cuenca lechera de Rafaela (Santa Fe), la Mosca de los Cuernos *Haematobia irritans irritans,* provoca una caída en el ordeñe de la tarde hasta el 12%, no así en el ordeñe de la madrugada, ya que el díptero no se alimenta durante la noche.

En el caso de los parásitos gastrointestinales, debieron estimarse las pérdidas en animales sin tratar – situación prácticamente inexistente – y las pérdidas subclínicas, muchas de las cuales pasan desapercibidas a simple vista, aún en animales tratados, que sólo son demostrables en ensayos comparativos entre grupos. En los años ´70 y ´80, y primera parte de los ´90, fueron frecuentes tales estudios por parte de investigadores de los laboratorios de la industria veterinaria nacional e internacional, con la participación activa de equipos de parasitólogos del INTA, CONICET y Facultades de Veterinaria de las principales Universidades, demostrando el valor de los tratamientos en las distintas categorías de vacunos, ovinos y cerdos, el número aconsejable de éstos por año, las oportunidades de aplicación, y la eficacia de los nuevos antiparasitarios. En algunos ensayos a campo, fueron seguidos los animales con HPG y peso durante tres años.

Otra variación del estudio de las pérdidas económicas por parásitos se originó con la aplicación de nuevas tecnologías en los animales de abasto, principalmente en los corrales de engorde – los *feed-lot* – que se intensificó ante la reducción de las áreas disponibles para el pastoreo y la intensificación de la agricultura, en especial al vuelco masivo de áreas de alimentación pastoral a la siembra de soja.

En Argentina, de una mera materia más en la carrera universitaria de Medicina Veterinaria, la enseñanza de Parasitología y Enfermedades Parasitarias en los últimos 40 o 50 años se ha beneficiado con sanos y bienvenidos cambios de los *programas de estudio.* En los viejos como también nuevos claustros universitarios ya no se busca como en épocas no tan remotas felizmente superadas, inculcar al estudiantado simplemente el nombre de los parásitos y sus características diferenciales, si tal o cual especie tiene un formato especial o diferencial de las espículas, el esófago, las papilas, la cutícula, la corona y los dientes, la bolsa copulatriz, los testículos y tanto otras particularidades del parásito mismo, con la enseñanza de apenas *generalidades* de la patogenia – la enfermedad que ocasiona en el animal parasitado. ¿De que sirvieron todos estos conocimientos, si no rindieron algún beneficio práctico en el ejercicio de la profesión, en el control de los parásitos y de las enfermedades por ellos causadas, reflejándose en el logro de una mayor productividad animal?

Durante décadas el futuro médico veterinario exponía ante la mesa examinadora una sarta de datos, números y listas interminables de nombres, forzosamente aprendidas con *claves* y *reglas nemotécnicas* que repetía como loro, que ni bien rendía la materia ante docentes en buena parte anquilosados, no renovados y menos actualizados, en muchos casos aislados de la realidad, se olvidaba para siempre - ¡como si apretara la tecla de *delete* en el comando de la computadora! El concepto moderno es enseñar las localizaciones de los parásitos, su hábitat, su ciclo biológico, comprender mejor la patogenia y métodos de diagnóstico, el *efecto gravoso* que ejercen sobre la producción y las diferentes maneras de controlarlos mediante un *manejo integral más racional y práctico* de la enfermedad.

En el estudio de la continua evolución y cambios de los parásitos, prima en el fondo la *teoría darwinista,* en la cual el discutido pero siempre genial Charles Robert Darwin (1809 – 1882), quien conoció la Patagonia en su viaje en el "Beagle", quiso justificar y explicar ante el mundo la *evolución de las especies.* De hecho siempre fue la propia naturaleza la encargada de regularizar los *cambios.* Pero estos seres, de tanto combatirlos, atacarlos en luchas oficiales o por decisión del productor, por medio de inyectables, tomas orales, baños de inmersión, una larga lista de productos aplicados en derrame dorsal, los parásitos fueron *adaptándose* a las circunstancias y *acomodándose mejor* en sus respectivos medios o *hábitat.* En el curso de los años fueron modificando sus formas, hábitos, alimentación, ciclos biológicos y mecanismos de defensa, a veces cambiando de hospederos o agregando otros nuevos, alterando o creando noveles reglas de juego y generando para sí un mundo *propio y menos vulnerable,* en repetidos casos *novedoso,* donde fueron subsistiendo, multiplicándose y así seguir causando perjuicios y menor producción en cantidad y cualidad.

Hoy subsisten solamente los ejemplares cada día más *resistentes* a la enorme batería de antiparasitarios, gran parte de grueso calibre, con los cuales los *apabulla* el hombre. Se admite y acepta desde un principio como agravante que en el afán de lograr su control, se ha empleado un enorme segmento de estas drogas en forma *desordenada, desmedida y hasta caótica,* en múltiples casos con uso *off-label,* dando lugar a que exista e influya también en el éxito de tratamiento, la justificadamente temida *Resistencia.* El fenómeno, que ha sido definido como la *capacidad heredable de la población parasitaria de reducir su sensibilidad a la acción de una o más drogas,* constituye otro fenómeno irreversible que progresivamente viene sufriendo cambios radicales de intensidad y difusión, creando un panorama global nuevo y de enorme preocupación por su implacable avance.

En efecto, las drogas antiparasitarias no surten el efecto de un primer momento, que quizás perduró algunos pocos años desde que fueron descubiertos, desarrolladas y empleadas en el mercado, y en relativamente poco tiempo – en el mejor de los casos 10 o 20 años – irremediablemente decaen en su nivel de eficiencia. Tres ejemplos y posiblemente las más recientes, exponente de este complejo flagelo denominado *Resistencia*, son la Mosca de los Cuernos, la garrapata común del vacuno y varios de los nematodos gastrointestinales. Se presenta ante una o más drogas, y en general a distintos niveles. El cuadro alarmante conduce a que el productor, por poco que le apetece aceptarlo, en la actualidad, a comienzos del Siglo XXI, debe aprender a *convivir* con mucho de los más importantes parásitos con niveles de *infestaciones mínimas* o al menos reducidas, no fácilmente obtenibles, en los cuales la producción aún no sea gravemente alterada, para conducirse dentro de *resultados de producción aceptables,* a pesar que fuesen alejados de *resultados óptimos*. Lograr o establecer como meta la *erradicación* de un ácaro externo, es una utopía. Con esta estrategia de *infestaciones mínimas* no se eliminan todos los ejemplares *heterocigotos susceptibles* con la formación de cepas de individuos *homocigotas resistentes*, un proceso que si bien sigue inexorablemente su curso, se establecerá más pausadamente, *extendiendo* así la vida útil de la droga y él o los productos que la contienen.

Un factor importante para tener en cuenta, el descubrimiento de nuevas drogas y combinaciones químicas por la investigación de la industria y su aprobación de uso por las autoridades sanitarias, constituye un *proceso lento, hasta tedioso, y claramente retrasado.* Para agravar más el panorama sombrío, todo es sumamente oneroso, incrementando el panorama global desalentador y dificultando el pronóstico mediato e inmediato, el hecho que las drogas son cada vez más tóxicas y más extenso y complejo su listado de inconvenientes, como los niveles de residuos en leche y carne, los conocidos *períodos de retiro*.

El origen de la vida parasitaria es poco conocido, puesto que al tratarse de invertebrados sin exo o endoesqueleto, no se dispone de huellas dejadas por sus ancestros. No obstante, el hecho de que su evolución haya tenido que correr paralela con los de sus hospedadores, hace que la historia paleontológica de estos últimos pueda arrojar alguna luz sobre la evolución de las distintas especies parasitarias. Tal es el antecedente de los restos fósiles del melófago, o falsa garrapata del ovino, y el piojo masticador de los lanares, hallados en excavaciones vikingos en las heladas tierras de Groenlandia, que datan de los años 990 1350 DC (Sadler, J.P., 1990). Es probable que inicialmente los parásitos presentaran poca especificidad de huésped, pero que al ir adaptándose al mismo evolucionaron con él, *consiguiendo una creciente compenetración con el mismo* (E.J.Soulsby, 1982).

Estos cambios y adaptabilidad de los parásitos son la esencia de un fenómeno que apasiona. Los ciclos biológicos son variados y en gran parte sumamente complicados., maravillando esta *maraña* de cambios y participación de hasta varias especies hospedadoras., fenómeno tan intrigado en algunos ciclos que hasta la fecha permanecen aspectos sin conocerse. En algunos casos se ignora aún él o los huéspedes intermediarios, en otros el mecanismo intrínseco que llevó al cambio, como también detalles de la interrelación droga / parásito que originara la creación de la resistencia. Pero buena parte de los ciclos, al menos, ya no son un misterio y merecen ser divulgados y estudiados, como un aliado en la lucha de prevención y control del parásito. Eso no es todo. Para tomar un ejemplo, entre los ácaros, muchos de ellos ectoparásitos de especies domésticos, han sido descritos hasta comienzos de este siglo, cerca de 35.000 especies, pertenecientes a **2.000** géneros. Pero se cree que existen cerca de **100.000** especies más, que aguardan ser descubiertos.

(Sigue el párrafo final del COLOFON, ya incluido en el texto del libro)

Indice